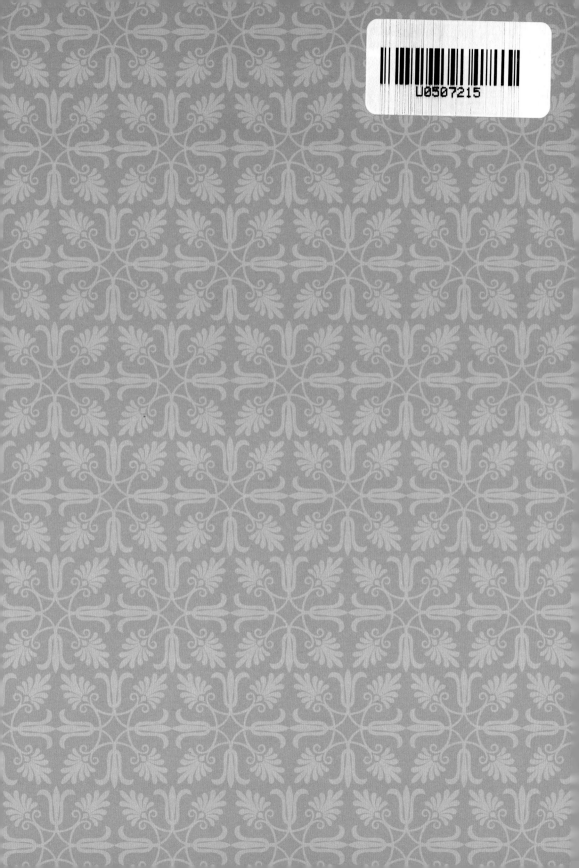

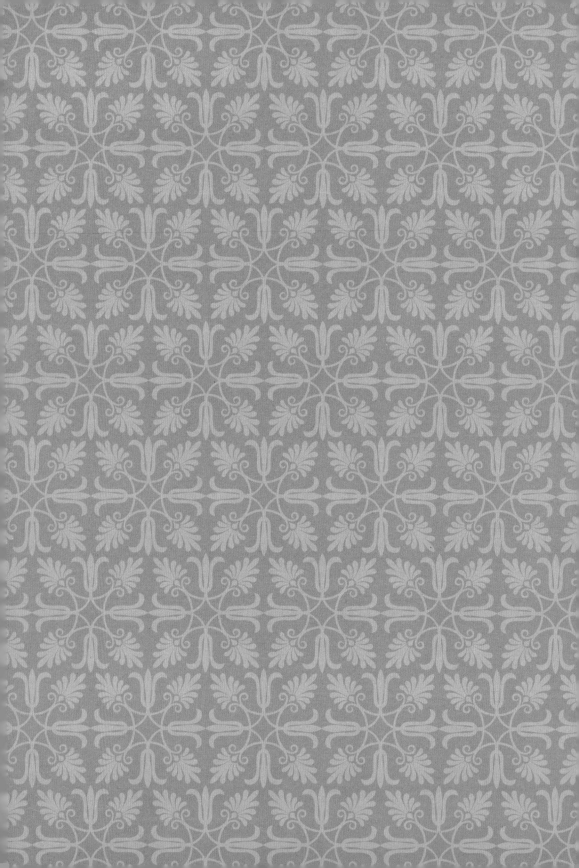

可怕的人体密码

孙淑贞◎编著

作业好多啊！写了好久作业，眼睛好累！

眼睛也是需要休息的，去用热毛巾敷一会就好了。

金盾出版社

内 容 提 要

　　身体是最精密的仪器,有发动机一般的心脏、比电脑更先进的大脑、发达强健的四肢、把食物转化成能量的消化系统,还有好多好多其他神奇的器官。每一天,它们都在我们的身体里默默地工作,从来没有休息。想知道要怎样他们才能够正常运转吗? 那就跟着这本书,一起来了解我们的身体吧。

图书在版编目(CIP)数据

可怕的人体密码/孙淑贞编著. — 北京:金盾出版社,2013.9
(2019.3 重印)
　(科学原来如此)
　ISBN 978-7-5082-8485-9

Ⅰ.①可… Ⅱ.①孙… Ⅲ.①人体—少儿读物 Ⅳ.①R32-49

中国版本图书馆 CIP 数据核字(2013)第 129548 号

金盾出版社出版、总发行

北京太平路 5 号(地铁万寿路站往南)
邮政编码:100036 电话:68214039 83219215
传真:68276683 网址:www. jdcbs. cn
三河市同力彩印有限公司印刷、装订
各地新华书店经销
开本:690×960 1/16 印张:10 字数:200 千字
2019 年 3 月第 1 版第 2 次印刷
印数: 8 001～18 000 册 定价:29.80 元

(凡购买金盾出版社的图书,如有缺页、
倒页、脱页者,本社发行部负责调换)

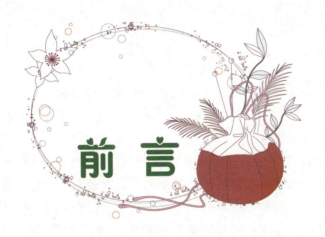

前言

　　每天清晨，当你从梦中醒来，看到站在镜子前的自己，你感叹过生命的神奇吗？经过一夜的休息，我们的身体又发生了什么奇妙的变化呢？

　　身体是最精密强大的仪器，有一个像发动机一样的心脏、酷似电脑的大脑、发达并强壮的四肢、把食物可以成功转化成能量的消化系统以及其他神奇的器官。每天这些仪器都在我们的身体里不停地工作，从不休息。

　　那我们的身体到底是由什么构成的呢？人体又和我们所见到的小草石头有着什么样的区别？那就必须先说一下身体的基本组成。

　　我们知道，有生命与无生命是两个完全不一样的东西，这是化学里的基本概念——有机物和无机物。无机化合物，就是与机体没有关系的化合物，比如水，与有机化合物相对应，一般情况下指那些不含碳元素的化合物，但同时又包括碳的氧化物、碳酸盐、氰化物等，可以归类为无机物。有机化合物，在最开始的时候我们也把它叫碳化合物，主要是由氢、氧、碳组成，是我们生命产生的物质基础，生物体内所有的新陈代谢和生物遗传这些现象，都是有机化合物在生物体内的化合物发生了转变。当然，人的身体就是这样构成的，石头的成分里是不含有机物的；小草有着旺盛的生命力，所以，这些也是由有机物与无机物一同构成的。这便是我们与无生命体的最重要差别。

细胞是我们人体结构内的基本单位，但细胞又是生物体结构和功能的基本单位，非常小，只能借助仪器才可以看到。同样的，细胞也有着各种各样的形态。所有生物都是由细胞构成（病毒除外）。细胞是非常细小的单位，但它的内部结构却并不简单：主要由细胞核与细胞质构成，表面有细胞膜。高等植物细胞膜外有细胞壁，细胞壁中常有质体，体内有叶绿体和液泡，还有线粒体。动物细胞无细胞壁，细胞质中常有中心体，而高等植物细胞中则没有。人体的每一个器官都由各种不同的细胞组成，这些细胞是一个个独立的小生命，可以吸收营养并完成代谢等工作。

这些身体的基础组织，让人感觉很深奥、很玄妙，那我们的身体结构具体都是怎样组成的呢？那就从我们可以看到的部分说起。

皮肤是我们在身体的最外面，是将外界与我们身体相隔的一道防线；再往皮肤的内部是肌肉和骨骼，其中还有血管和神经：肌肉在我们的身体里主要控制身体运动的组织，骨骼在我们的身体里起到支撑作用，有了它，我们的身体才能站立、行走；再往里面是身体的各个器官：脊柱内部是脊髓，颅腔内是大脑，体腔内有着心脏、肺、胃、肝、肾等等。这些器官不是单独运行的，他们的功能是在不同神经和激素的刺激协调下，共同进行运转。只要它们正常运转就可以保障我们的身体健康。

想看看器官的样子么？想弄明白他们是怎样运转的么？要保证身体健康可是要有密码的哟！那就跟着这本书，一起来了解我们的身体吧。

目录

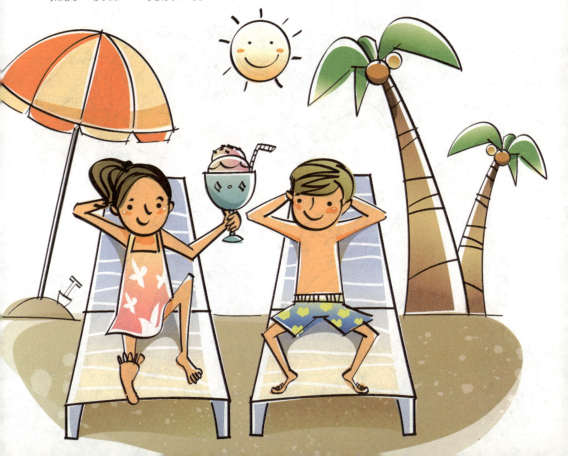

CONTENTS 目录

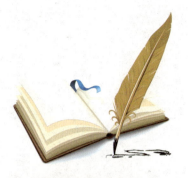

心灵的窗户——眼睛

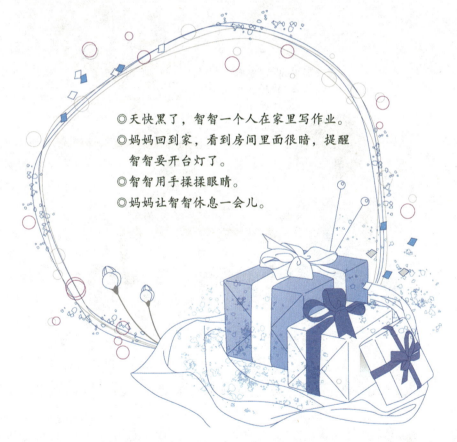

◎天快黑了，智智一个人在家里写作业。

◎妈妈回到家，看到房间里面很暗，提醒
　智智要开台灯了。

◎智智用手揉揉眼睛。

◎妈妈让智智休息一会儿。

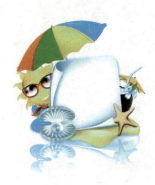

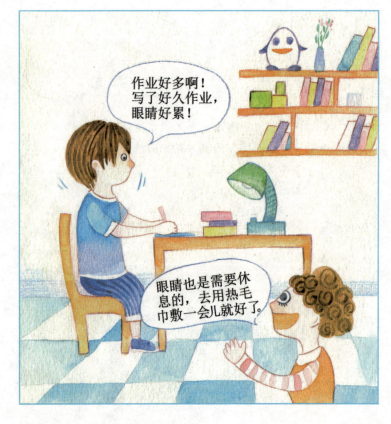

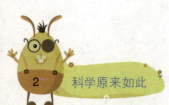

眼睛是怎样工作的？

我们都说，眼睛是心灵的窗户，通过眼睛，不仅我们能看到外面五彩缤纷的世界，眼睛也能够反映我们的心情给外界。大自然的创造是神奇的，我们的身体的每一部分都有着非常精密的结构。虽然是简简单单的"看见"，也是经过了一个非常复杂的过程。

我们的眼睛就像是一台照相机一样。首先包裹着眼球所有的结构叫做眼球壁，就好比照相机的外壳。眼球壁最外面一层是由透明的角膜和乳白色的巩膜组成的膜层，主要起到保护眼睛的作用。中间一层是色素

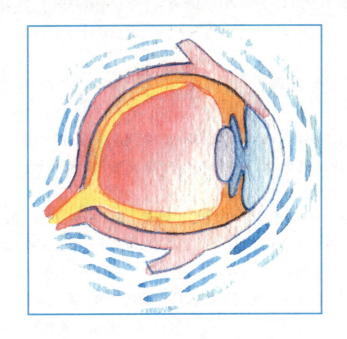

膜，具有丰富的色素和血管，包括虹膜、睫状体和脉络膜三部分。虹膜就是我们看到的眼仁的部分，中央有一个圆孔叫做瞳孔。不同种族人的虹膜颜色不同，比如中国人大多数都是黑色或者褐色的，而一些欧美人

的虹膜就是蓝绿色。眼球壁内层为视网膜，是一层透明的膜，就像是胶片一样把眼睛接收到的光线变成信号传递给我们的大脑。

和相机一样，眼睛也需要"镜头"，这就是我们眼睛里面的内容物，包括房水、晶状体和玻璃体，这三个部分都是透明的，房水为液体，玻璃体为透明的胶质体，而晶状体就像是一个放大镜，是一个非常富有弹性的双凸透镜似的透明体，通过调节这个透明性的弧度我们就能把远处和近处的东西都看得清楚。眼睛还有其他很多重要的结构，包括向大脑汇报的神经系统，控制泪腺的泪器，还有相关的肌肉骨骼等等。

当我们看到一样东西的时候，其实是这个东西在通过我们的眼球的"镜头"在我们眼底的胶片视网膜上面成像。就像放大镜一样，眼睛通过肌肉调节晶状体的弯曲程度来改变晶状体焦距获得倒立的、缩小的实像。然后通过视神经传达给我们的大脑，我们就看到东西啦。

近视是怎么回事？

我们经常看到很多同学戴着眼镜，妈妈说他们是因为近视了所以才戴着眼镜的，还说如果我们平时不注意的话也会变成近视的，那么近视是怎么回事呢？

近视是青少年最容易出现的眼部疾病，简单地说，就是看近处的物体清楚，但是看远处的物体会模糊。正常情况下，来自五米外的平行光线进入我们的眼睛，通过我们的晶状体这个凸透镜之后焦点正好会落在我们的视网膜上面。而近视的人焦点会落在视网膜之前，所以就会"看不清"。如果我们用视力表来进行检查，就会发现近视的人很难看到表上比较靠下的部分，而佩戴眼镜以后视力就可以恢复。

近视产生的原因很多，一些高度近视可能是有遗传或者外伤的原因，不过最主要的原因是由于长期处于看近处的状态，调节晶状体的肌

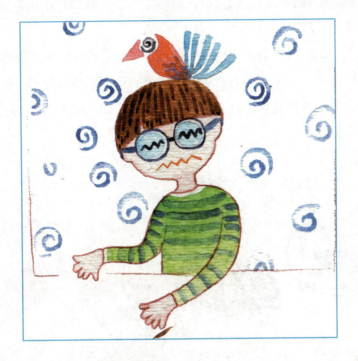

肉出现调节痉挛，这样晶状体就不能有效地进行调节。这个阶段是假性近视阶段，是可以通过治疗和休息调整回来的。但是如果长时间出现调节失灵的情况，眼球就会发生结构的变换，眼球变长、视网膜后移，形成了无法逆转的真性近视。

如果出现真性近视，就必须佩戴眼镜来进行矫正了。我国现在有近1/3 的人口近视，而能够快速逆转的方法只有通过激光进行手术，但是在长期安全性上还存有争议。所以远离近视，必须从预防做起。

还有些什么眼睛容易得疾病呢?

我们的眼睛是很精密的仪器，也是非常脆弱的。除了近视以外，眼睛还有可能得很多疾病，常见的有下面几种。

远视。远视和近视是相反的，看远处很清楚但是看近处不清楚。远视需要佩戴眼镜来矫正。

散光。我们的眼睛看到的物体应该是一个清晰的完整的图像，但是有的时候由于角膜表面不对称会造成一个物体的光线在我们的眼睛里不能同时聚焦，看到的物体就会变形或是看不清楚。散光也需要通过佩戴眼镜进行矫正。

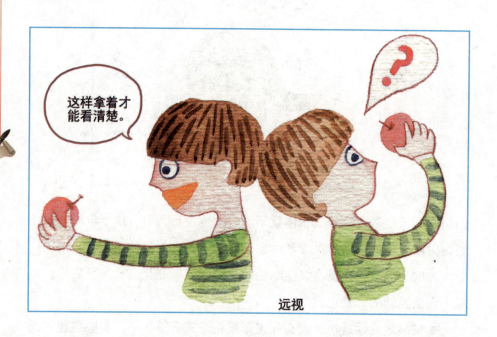

远视

斜视和弱视。斜视是指两眼不能同时注视目标。斜视的病因很复杂，表现为久视之后常出现头疼、眼酸疼、畏光，阅读时出现字迹模糊不清或重叠、串行，不能精确地判定空间物体的位置和距离。而且容易导致弱视。如果得了弱视会视觉减弱，而且无法用眼镜矫正其视力。所以斜视一定要早发现早矫正。

此外，眼部受伤、感染也都是会伤害我们眼睛的，所以我们在日常生活中一定要注意保护我们的眼睛。

小链接

各种各样的眼镜

最早关于眼镜的记录在 1289 年就已经出现了，最早的眼镜是水晶或者透明矿物质做的圆形单片镜，之后渐渐发展出了玻璃镜片、树脂镜片等等组成的现在各式各样功能和形状都不一样的眼镜。最常见的是各种矫正的眼镜。主要是利用透镜、棱镜、角膜接触镜等来矫正视力的，包括近视眼镜，远视眼镜和散光眼镜。近视眼镜是凹透镜，远视眼镜和老花镜一样是凸透镜，散光矫正眼镜是凹圆柱透镜。

太阳眼镜也是我们很常见的一种眼镜，又称墨镜、太阳镜，是为了保护眼睛所设计的眼镜，镜片往往是黑色或深色，借此来避免阳（尤其是紫外线）刺激眼部。中国在宋朝的时候就有太阳眼镜了。

隐形眼镜现在佩戴的人也非常多，有一些是带有矫正功能的，还有一些是为了改变虹膜颜色而佩戴的。隐形眼镜并不是每个人都适合佩戴，并且隐形眼镜佩戴时一定要注意卫生，否则可能会引起眼部疾病。

还有一些我们生活中见到比较少的眼镜，比如篮球等运动中所使用的运动眼镜，看 3D 电影时使用的 3D 眼镜，科研用的眼镜，能自己调整屈光度的自适应眼镜、有后视功能的眼镜等等。我们还在玻璃里面加入一种特殊的物质——卤化银，这样

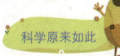

眼镜在光线比较强的地方就能自己颜色变深，光线暗的时候又变成完全透明。真是非常方便啊。

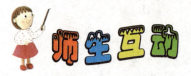

师生互动

学生：怎样保护我们的眼睛呢？

老师：眼睛的保护要注意很多细节。在看书的时候光线要充足舒适，光线太弱或因字体看不清就会越看越近，光线也不能直射眼睛或者有反光。看书距离适中，半小时到一小时休息一次让眼睛放松休息一下。

现在我们比较多的会用到一些电子用品，手机、电脑、电视等。在使用的时候要注意周围的光线不要太暗，注意距离和经常休息。如果出现眼睛干涩、发痒、酸胀等症状，就说明你的眼睛需要好好休息了。使用眼药水要注意不要过度使用，否则会影响眼睛正常分泌湿润的功能。

定期做视力检查。如果出现视物不清的情况，要及时检查治疗，尤其是出现假性近视及时治疗是可以恢复视力的。

除此之外，养成良好的饮食和生活习惯也非常重要。睡眠要规律，多做户外运动，均衡营养都对我们的眼睛非常有好处。

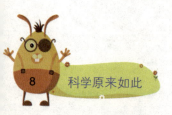

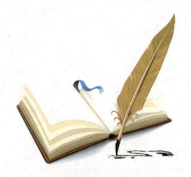

嗅觉的器官——鼻子

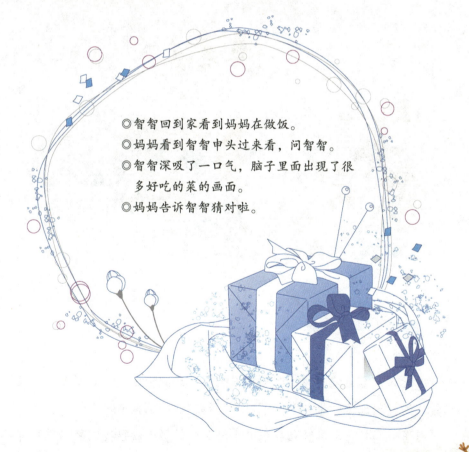

◎智智回到家看到妈妈在做饭。

◎妈妈看到智智申头过来看，问智智。

◎智智深吸了一口气，脑子里面出现了很
多好吃的菜的画面。

◎妈妈告诉智智猜对啦。

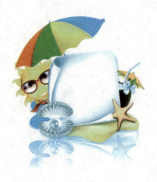

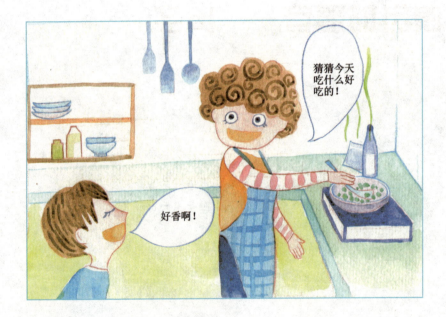

你了解你的鼻子吗?

可能大家都会说,鼻子谁不知道呢?在我们脸正中间的位置上,高高耸起的突出部位就是它了。不过你了解它的内部构造吗?

鼻子分为外鼻、鼻腔和鼻窦三个部分。外鼻也就是我们最熟悉的部分，是由鼻骨、鼻软骨和软组织组成的。鼻腔则分为几个部分，前部称为鼻前庭，有鼻毛；内侧为鼻中隔；外侧分为上、中、下鼻甲，中间为鼻道。鼻腔上侧顶部连接着硬脑膜，下侧连接着鼻泪管。鼻窦则是分为四对，分别为即额窦、筛窦、上颌窦和蝶窦。

鼻子是我们人体重要的器官，也是我们脸部重要的组成部分。那么怎样的鼻子才是一个"好鼻子"呢？第一当然是功能齐全，第二就是美观了。现在，我们经常会听到有人做鼻子的整容手术。其实，这样为了美观而改变自己身体结构，虽然出发点是好的，但是有可能会不能得到想要得到的效果，还对身体造成一定的伤害。美丽是一种气质，如果只希望通过改变容貌来变得漂亮是不可取的。

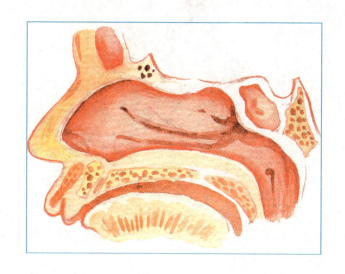

鼻子是用来闻味道的吗？

因为有了鼻子，我们可以味到花香，可以嗅出好吃的食物。不过我们常常忘记了，我们是用鼻子呼吸的。鼻子首先是作为一个重要的呼吸器官存在的。

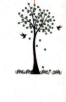

我们为什么不用嘴呼吸而用鼻子呼吸？这是因为鼻子里面有一套专供呼吸的"设备"。这套设备功能齐全，进化了几千万年，并且久经考验。我们都知道，呼吸的过程是吸收外界的空气，然后把自己体内的废气呼出来。大自然的空气里有很多灰尘、杂物，还有很多细菌病毒等等。在呼吸过程中，入口的把关就非常重要。而鼻子就是我们人体和外界空气的第一道关口：粗而短的鼻毛组成的网状的防御线。它能挡住企图随空气进入人体的粗大的飘浮颗粒。接下来，经过我们鼻腔的湿润和温度调节，空气才进入我们的肺部。如果使用口腔呼吸，就不能有效过滤空气里的脏东西，喉咙也容易因为过度干燥而发炎。

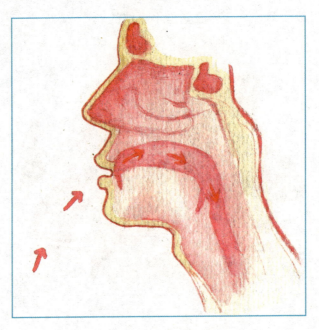

鼻子是怎么闻到味道的？

说完了鼻子的重要作用：呼吸，那我们就来了解一下鼻子另外一项重要的功能：嗅觉。就像我们平时知道的一样，鼻子是气味感知的重要器官，那么气味是怎么被我们闻到的呢？

嗅觉是一种由感官感受的知觉，整个感受的过程由嗅神经和鼻三叉神经参与。在我们的鼻腔顶部有一个叫做嗅黏膜的组织，这里的细胞有一种特殊的功能，那就是闻味道。嗅觉是一种远感，就是说我们可以通过长距离的感受来接受化学刺激。但是这些刺激必须是气体物质，才能够远远地随着空气进入我们的鼻腔。不过，嗅黏膜并不在呼吸的通路上，而是为鼻甲的隆起掩护着。带有气味的空气只能以回旋式的气流接触到嗅感受器。在嗅黏膜上面的嗅细胞的黏膜表面带有纤毛，可以同有气味的物质相接触。然后这些细胞把收到的刺激转化为电信号传递到我们的大脑，我们就闻到味道了。

不过人体对于同一种气味物质的嗅觉敏感度，不同的人具有很大的区别，就是同一个人，在不同情况下嗅觉敏锐度也会发生很大的变化。环境中的温度、湿度和气压等的明显变化，都会对嗅觉的敏感度有很大的影响。某些疾病，也会对嗅觉有很大的影响，尤其是对鼻子有影响的感冒和鼻炎都可以降低嗅觉的敏感度。

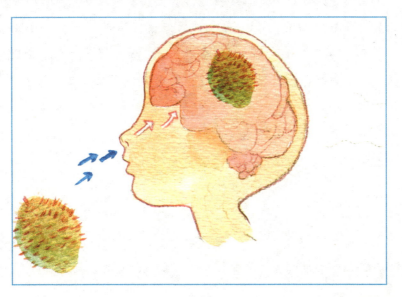

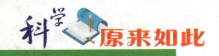

小链接

动物的嗅觉

我们经常说，你的鼻子灵得跟狗一样。狗的鼻子真的可以闻出很多我们闻不到的味道的吗？

嗅觉对于很多动物来说，是维持生命活动的重要技能，所以嗅觉对动物就显得十分重要而又神奇。就拿狗狗来说，他们的嗅觉灵敏度是人的100万倍。因此，狗的这种奇特嗅觉功能可以为我们人类服务。如猎人用狗追咬受伤的野兽，警察用狗来侦缉罪犯，海关人员用狗缉私、搜查毒品和危险品，地质人员用狗勘探矿产，等等。

另外，嗅觉也是动物认识同伴、寻找食物、发现和逃避敌人、占领领地等行为的重要技能，甚至动物可以通过麻痹别的动物的嗅觉来捕食。有一种吃猫的老鼠，体躯只有猫的1/20大，只要轻轻一叫，猫会瘫倒在地，老鼠就会不费力地咬断喉管，把猫血吸尽。其秘密武器就是放出浓烈的麻磷气味，使猫一闻即瘫倒。

哺乳动物大部分是通过鼻子来感受味道，而昆虫则有很多通过触角上面的嗅毛和肢体上面的嗅觉器官来感受味道。就拿苍蝇来说，它的嗅觉器官就在它的腿部。

不仅是陆地上的生物，水中的动物对气味也特别敏感，有的甚至能超过狗的嗅觉。就拿鲨鱼来说，他们可以嗅出海水中百万分之一浓度的血肉腥味并且迅速地找到猎物。大马哈鱼的洄游行为也跟嗅觉有关。他们在河流中孵化后游到大海中去，在海里漫游千里之后又能沿着气味逆游回它的出生地产卵。如果嗅觉器官被摘除的话，它便无法再返回故乡了。

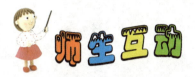

师生互动

学生：鼻子也容易生病吗？

老师：鼻子是重要的呼吸器官，也是重要的嗅觉器官，因为直接面对外界空气，鼻子有的时候也会出现问题。例如，鼻炎、过敏性鼻炎、鼻窦炎，等等。另外，鼻子上面的毛细血管很丰富，也容易出现痤疮甚至会出现酒糟鼻，不仅影响美观，而且鼻子离我们的大脑非常近，还有可能导致身体其他部位的疾病。

鼻腔的呼吸功能对人体健康的关系非常密切，所以，平时要保持鼻腔清洁，不可随便挖鼻孔。鼻腔一旦阻塞而妨碍正常呼吸时，应请医生检查。鼻子上如果长了小疙瘩也不能随意去弄破它，以防出现感染。

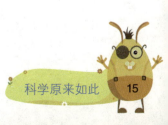

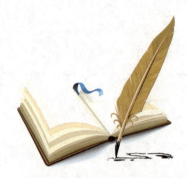

我们要吃东西——牙齿

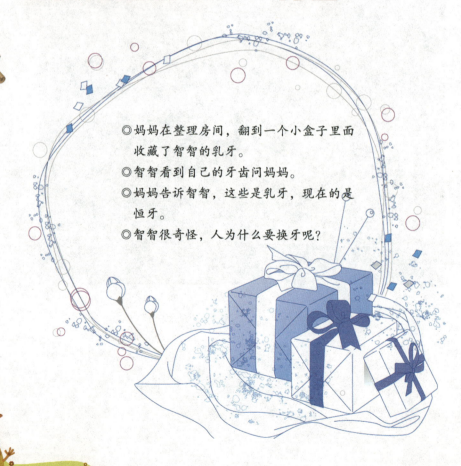

◎妈妈在整理房间，翻到一个小盒子里面收藏了智智的乳牙。

◎智智看到自己的牙齿问妈妈。

◎妈妈告诉智智，这些是乳牙，现在的是恒牙。

◎智智很奇怪，人为什么要换牙呢？

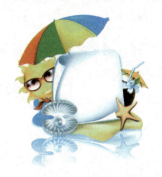

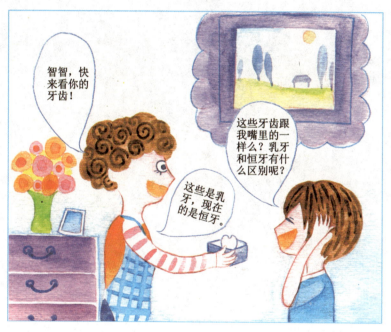

牙齿只是一块骨头吗？

　　牙齿我们再熟悉不过啦，每天吃饭都需要用到他们，是我们人体最坚硬的器官。牙齿虽然很小，却还是有很精细的结构的，它并不是一块实心的骨头而已哦。

从最外面说，牙齿的最外面覆盖着一层很厚的牙釉质，它们非常致密和坚硬。里面是一层牙本质，是牙齿的主体。再往里面是牙髓，就是牙齿的神经。通常情况下，牙齿的上半部分叫做牙冠，就是牙齿露在外面的部分，插在牙龈里的部分叫做牙根，中间是牙颈。

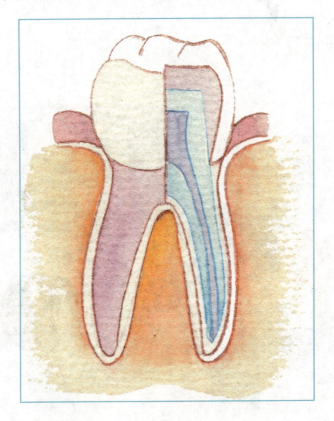

古人说的牙就是我们平时所说的大牙，齿则是门牙。不过现代汉语中牙和齿是一个意思，并没有区分。但是如果在需要区分的情况下，那么齿才是门齿，牙是大牙。现代医学里将牙齿分为正门牙，侧门牙，犬齿，第一小臼齿，第二小臼齿，第一大臼齿，第二大臼齿，第三大臼齿，要么全称牙，要么全称齿。按部位和形状的不同分为门齿、犬齿、前臼齿和臼齿，通称牙或牙齿。

每个人都有两幅牙齿？

我们每个人的一生，都会有两副牙齿：乳牙和恒牙。

乳牙是我们小时候第一次长出来的牙齿，大约在出生后六个月左右开始长出，到 3 岁基本定型。乳牙一共有 20 颗。到了六岁左右，乳牙开始脱落，恒牙开始长出。到了 12 岁之后，基本上 28 颗牙就都长出来了，还有四颗被称为智齿的第三磨牙一般在 18 岁左右到 30 岁才开始长，并且不是每个人都会长出四颗完整的智齿来。

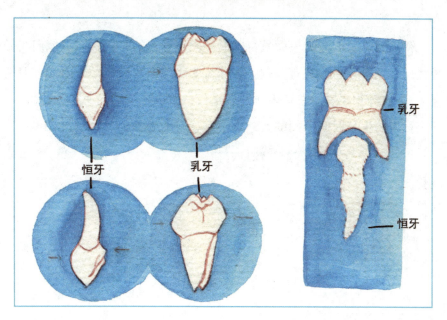

另外还有一种牙齿，并不是很常见，这就是阻生牙。一般来说，恒牙是我们的最后一幅牙齿，如果恒牙脱落是不会有新的牙齿长出的。但是有的时候，会出现阻生牙。它们生长的时间不同，如果恒牙没有脱落的话，有可能会造成牙齿的畸形。但是如果恒牙过早脱落，阻生牙可以替代恒牙的位置。

乳牙是恒牙的基础，为恒牙的生长提供定位。由于乳牙的钙化程度不够，所以要被更能够长期使用的恒牙代替。就形态上面来说，乳牙比恒牙颜色要白，牙冠要小，颈部也更细。因为在换牙期间口腔里面同时有乳牙和恒牙，这个时候可以通过磨损的严重程度来判断哪些是乳牙，哪些是恒牙？

在换牙期间，如果恒牙已经萌出但是乳牙还没有完全脱落，可以去牙医那里拔出乳牙。新长出的恒牙牙根并不是很牢固，所以不要经常去舔它或者是吃太硬的东西，那样会造成牙齿的畸形。

智齿是什么？

智齿算是我们牙齿里面最特殊的一类了。有的时候我们把他们叫做智慧齿、立事牙，一共有四颗。为什么要叫他们智齿呢？是因为一般情况下，到我们18岁左右智齿才开始生长，所以才把他们命名为智齿。

智齿的生长时间不同的人差别很大，有的人不到20岁就长出来了，

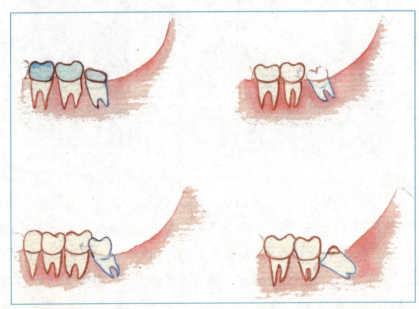

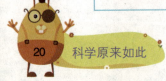

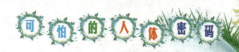
有的人到四五十岁才开始生长，而有的人不长智齿。不过这都是正常的。很多人也并不是四颗智齿都会长出来，一些人只长出一颗或者两颗，还有很多人智齿长到一半就不长了。

其实智齿在人类还在原始阶段的时候，因为需要吃很粗糙的食物才会需要，而现在大部分食物变得精细，所以智齿也就渐渐退化。有的时候智齿的生长因为空间不足，会出现畸形和生长方向的问题，这种问题被称做阻生。阻生的牙齿会引起牙齿疼痛、发炎，甚至开口困难、发热等。由于一般情况下智齿很难长到正确的位置，又容易引起口腔疾病，现在很多人会选择拔除智齿。

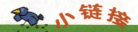

小链接

怎样正确刷牙

我们都知道，刷牙是每天早晚必须做的功课，因为妈妈告诉我们如果不刷牙，牙齿就会生虫子以致坏掉。但是如果刷牙方式不正确，我们就算每天都按时刷牙也不能保持我们的牙齿的健康。

首先是刷牙前的准备。我们要挑选合适自己的牙刷和杯子。因为我们的牙齿发育还不是很成熟，牙龈也比较娇嫩，所以要尽量选择刷毛细软的牙刷。另外，牙膏的用量也要掌握好，一般只需要一粒黄豆大小的牙膏就可以了。

其次是要掌握正确的刷牙方法。平常我们都是横来横去的刷牙，殊不知这样长此以往有损牙齿，而且有些事物残渣不易清除。比较科学的方法是顺着牙缝上牙从上往下刷，下牙从下往上刷，能有效清洁牙缝里的各种食物残渣。然后把牙刷和牙齿垂直刷几下，顺便把舌头尖部也刷刷。而且尽量避免刷到牙龈，以防弄伤牙龈。口腔两边最里面的牙齿也要刷到。用力不要过猛。刷牙的时间也要掌握好，刷两下就草草了之是肯定不行的，应该刷3分钟左右才行。饭后也不要立刻刷牙，要稍等3分钟左右刷牙最合适。刷牙次数过度会反而对牙齿造成伤害，所以合理的刷牙次数是每天3次，如果做不到那最少每天刷两次，就是早晚各一次就可以了。

最后需要注意的是，要定期清洗漱口杯和更换牙刷。牙刷最好三个月更换一次。放牙刷的时候要刷头朝上，避免细菌的滋生。

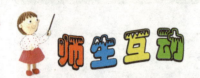

师生互动

学生：除了刷牙以外，我们还需要怎样保护我们的牙齿呢？

老师：牙齿不仅仅是我们咀嚼食物的重要工具，也会直接影响到我们的形象。所以我们要养成刷牙的好习惯。除此之外，我们生活中一些细小的地方也可以保护我们的牙齿。

主要是在食物的选择上面。平时多吃一些维生素C含量高的食物对牙龈非常有好处。适当补钙，多喝牛奶，多吃鱼肉、大米、豆制品等含磷酸盐比较高的食物。尽量少吃零食，尤其是甜的零食。不要用牙齿咬过硬的东西。

另外要少喝碳酸饮料。牙齿主要的组成部分是钙盐，而碳酸这样的酸性物质会腐蚀这些物质。如果要喝碳酸饮料，可以选择用吸管喝来减少饮料和牙齿的接触时间。

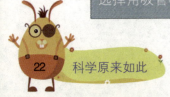

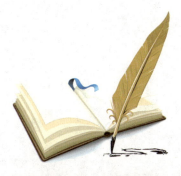

味道从哪里来——舌头

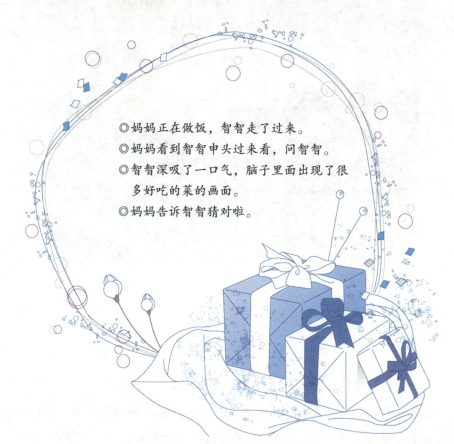

◎ 妈妈正在做饭，智智走了过来。

◎ 妈妈看到智智申头过来看，问智智。

◎ 智智深吸了一口气，脑子里面出现了很
多好吃的菜的画面。

◎ 妈妈告诉智智猜对啦。

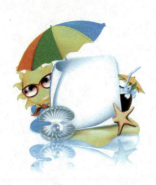

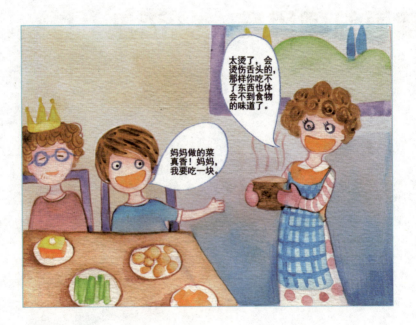

舌头的结构和作用？

舌头也有结构？舌头不就是一条活动比较灵活的肌肉嘛。

你还真小瞧了舌头啦。舌头可是我们人体最强韧的肌肉哦。而且舌头也不仅仅是一块肌肉，它需要帮助我们咀嚼吞咽，让我们品尝到美

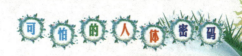

食，我们说话也是离不开它的呢。

舌头在形态上面，是一块长在口腔里面的肌肉。舌头分为舌尖、舌体、舌根，在靠近舌根的部分有一个叫做会厌的部位，就是我们所说的小舌头对应的部位，主要是由软骨做基础，上面附着黏膜。舌体的表面上，长着很多味觉感受器官，他们分别是叶状乳头、菌状乳头和轮廓乳头，他们所感受到的味道是不一样的。舌头上面，还长有舌扁桃体，两边连接着颚扁桃体。

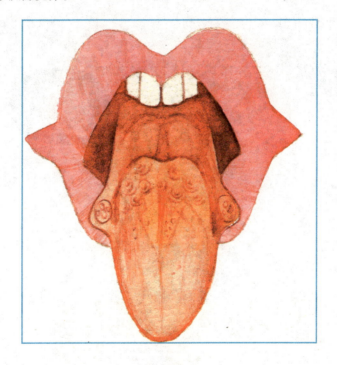

舌头不仅仅是我们人类才有的器官，早在无脊椎动物出现的时候，舌头就出现了。不过他们的舌头与我们不同，主要是由角质组成的，叫做齿舌。最发达的舌头来自于两栖动物，他们可以把舌头伸出体外并且分泌黏液捕捉昆虫。鸟类的舌头则像钩子的形状，可以深入洞中把虫子勾出来。而蛇的舌头更为神奇，他们通过舌头来感知外界，食物、危险

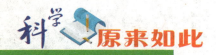

或者是同类的信息，全部都可以通过舌头来了解到。

舌头主要是用来尝味道的吗？

我们之前有说过，我们的舌头用途很多。

首先，是帮助食物消化。食物在口腔里面经过咀嚼之后，只有在和唾液充分混合的情况下才可以很好地进行初步的消化，这个时候就离不开舌头的搅拌作用。

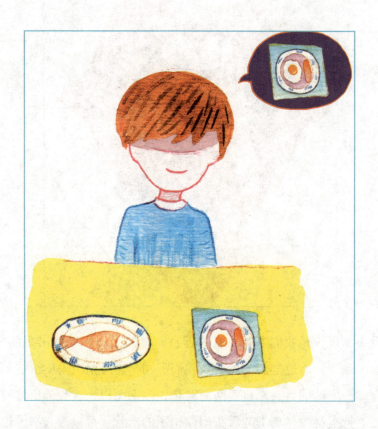

其次，是帮助我们说话。我们都知道鹦鹉学舌，家里的老人告诉我们，有的时候鹦鹉的舌头要进行修剪才能够学会说话。虽然说我们的发声器官是声带，但是声音出来以后的声音和声调就是有舌头来掌握的了。我们在学习拼音的时候会发现，不同的声音口型和舌头的位置是不同的，就是这个道理。

最后，也是舌头最重要的一个功能，那就是产生味觉。味觉是指食物在人的口腔内对味觉器官化学感受系统的刺激并产生的一种感觉。就生理上来说，基本的味觉仅包含咸、甜、苦、酸四种，其他的味道是这四种基本味道的结合体。不过很有意思的是，涩味和辣味都不属于味觉。准确来说，辣味是一种刺激，算是痛觉的一种吧，就像你把切好的辣椒放在眼睛旁边会感觉到刺激，切洋葱的时候，眼睛会流泪。而涩味也是一种刺激，是来自于蛋白质收到刺激时发生的收敛感。

味觉是怎么产生的？

我们的舌头上面，长着许许多多的味蕾，我们就是依靠他们来感觉到食物的味道的。虽然说每个味蕾都能感觉到各种味道，但是它们感受的敏感度是不同的：舌头前部，即舌尖分布有大量感觉到甜的味蕾，舌头两侧前半部负责咸味，后半部负责酸味，近舌根部分负责苦味。有意思的是，人对四种味觉的感受也是不一样的。在四种基本味觉中，人对咸味的感觉最快，对苦味的感觉最慢，但就人对味觉的敏感性来讲，苦味比其他味觉都敏感，更容易被觉察。

味觉的感知是有条件的，首先物质必须有一定的水溶性才可能有一定的味感，完全不溶于水的物质是无味的，溶解度小于阈值的物质也是无味的。水溶性越高，味觉产生的越快，消失的也越快。味觉对温度也很敏感，一般随温度的升高，味觉加强，最适宜的味觉产生的温度是10～40℃，尤其是30℃最敏感，大于或小于此温度都将变得迟钝。

不同的味觉和相同味觉之间会发生奇妙的作用。有的时候会互相影响产生新的味道，有的时候会把某些味道变得突出。比如，在糖里面稍微加一点点盐，糖会变得更甜，而醋里面加一点盐会让酸味更加明显。不过有的时候味觉的叠加也会出现变味的情况，又如刷过牙后吃酸的东西就有苦味产生。通过组合这些味道的规律，我们就能做出更好吃的菜啦。

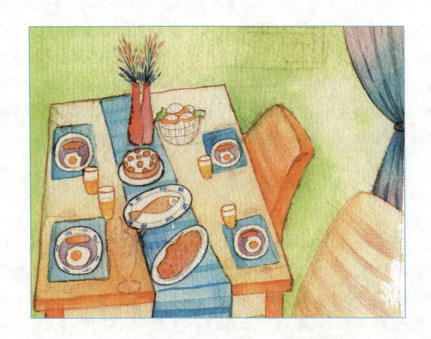

小链接

口腔溃疡

我们经常发现，嘴里面会出现很疼的地方，我们把它叫做口腔溃疡，又称为"口疮"。这是一种发生在口腔黏膜上的表浅性溃疡，大小可从米粒至黄豆大小、成圆形或卵圆形，溃疡

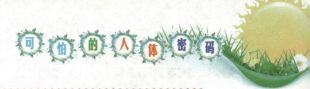

面为凹、周围充血，如果翻看的话，会发现溃疡表面为白色或者黄色。一般情况下，口疮常出现在舌头边缘、脸颊里面和嘴唇里面。口腔溃疡的发生没有时间和季节的划分，一般情况下10天左右就可以长好，但是有的时候会反复发作。

口疮发生的病因及致病机制仍不明确。不过我们经常会发现，如不小心咬破的位置很容易生出口疮，因为一些事情着急上火的时候也容易生口疮，所以我们认为诱因可能是局部创伤、精神紧张、食物、药物、激素水平改变及维生素或微量元素缺乏。

口疮的发病女性多于男性。

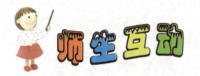

师生互动

学生：舌头需要保护吗？

老师：我们的舌头虽然很强韧，也是非常柔软的。由于舌头上有丰富的神经和血管，在日常运动的时候，我们要小心舌头被咬伤。

舌头也非常怕强烈的刺激，比如非常烫的水、非常辣的食物等。因为我们的味觉会有疲劳性，如果长期接受某种刺激的话我们就会变得对这种刺激不敏感，所以我们也要注意尽量吃清淡的食物，这样能保持我们舌头对美味的敏感度，又能让我们的身体更加健康。

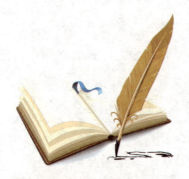

耳听八方——耳朵

◎智智的爷爷最近有点耳背，每次智智跟爷爷说话，爷爷都经常听不清楚。

◎爷爷告诉智智，人老了耳朵就会变老。

◎智智很奇怪，耳朵是怎么听到声音的呢，人老了为什么会听不清楚呢。

◎妈妈告诉智智，过几天准备给爷爷买个助听器。

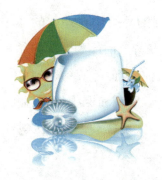

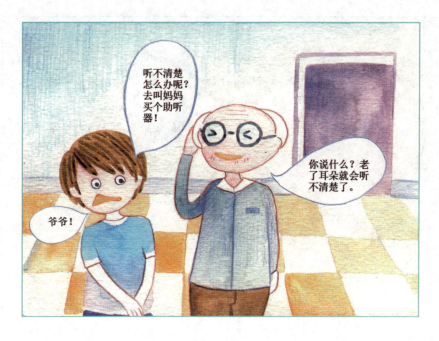

耳朵的结构？

　　平时我们照镜子的时候，都能看到在我们的脑袋两侧即眼镜的后面长着一对半圆形的东西，这就是我们的耳朵，不过，我们看到的只是耳朵的一小部分。真正精密的结构，都藏在里面呢。

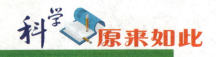

耳朵由外耳、中耳、内耳组成。

外耳包括耳廓和外耳道。耳廓就是我们看到的耳朵露在外面的部分，它主要具有聚集和反射波的作用。外耳道则是耳朵内部和外部的通道，一般有 2.5～3.5cm 长。外耳道软骨部皮肤含有类似汗腺构造的耵聍腺能分泌耵聍，就是我们平时所说的耳屎，具有杀菌和保护的作用。一般情况下耵聍可以自己脱落，如果聚集过多的话，就需要专业的人进行去除。

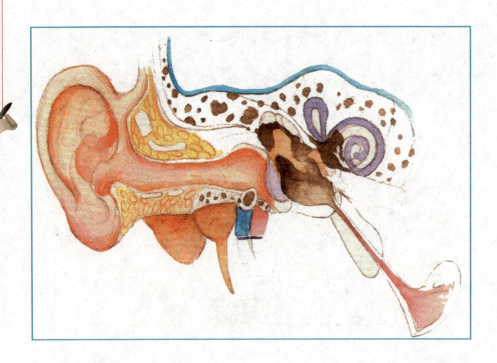

中耳包括鼓室、咽鼓管、鼓窦等。鼓室为含气腔，它的外壁为鼓膜，里面有听小骨是声音感受的重要器官。咽鼓管则是连接鼓室与鼻咽的通道。

内耳包括：前庭、半规管、耳蜗、内耳道、颅中窝、颞骨岩部等。有了这些结构，我们的耳朵就要开始运转了。

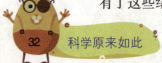

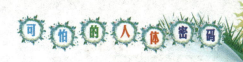

我们是怎么听到声音的？

声音是什么？声音其实是由物体振动产生，并能向四周传播的一种空气波动。就像水波一样，一块石子投入平静的湖里，水面就会产生一层层的波纹，向四周传播。而声音，就是发声源的震动在空气中的传播。我们会发现，我们听到是声音是有高有低有大有小的，这是因为物体振动速度和幅度不同。震动得越快产生的音调就越高，相反音调就越低；震动幅度越大声音越响，相反声音就越小。我们把物体每秒钟振动的次数叫做频率，并且定义每秒钟振动一次叫做一赫兹。人耳并不是什么声音都听得到，只有振动频率在 20～20000 赫兹范围之间的声音才会引起听觉。

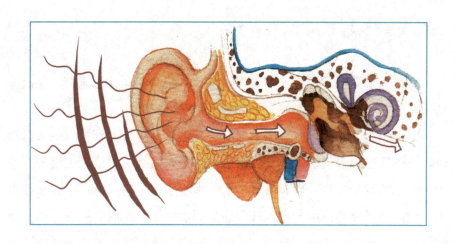

听觉产生分两个阶段，第一阶段叫声音的传导过程。参与声音传导的结构有外耳、中耳和内耳的耳蜗。而声音传入内耳有两条路径。第一是空气传导：声音经过外耳廓收集到外耳道，而引起鼓膜振动，鼓膜感应到震动之后，把它放大，随之带动锤骨运动，传向砧骨、镫骨，镫骨底板振动后将能量透过前庭窗传给内耳的外淋巴，然后传递给神经系统。第二是骨传导。我们会发现，平时听到自己的说话的声音和录音里面自己的声音很不一样，这就是由于骨传导。声波能引起颅骨的振动，把声波能量直接传到外淋巴产生听觉。声波很有意思，在骨头上面传播会比在空气里传播的还要快，所以我们平时听到自己说话的声音主要是骨头传递给我们的，所以难怪听到录音会觉得不一样了呢。

听觉产生的第二个阶段就是声音的感觉过程，它主要是由内耳的耳蜗完成的。当空气传导和骨传导的声音振动了外淋巴后，也就波动了生长于其内的基底膜。基底膜就像一大排并排排列的从长到短的牙刷，声波能量使它们发生弯曲或偏转，从而产生电能，并传向神经中枢，产生听觉。不同频率的声音总能找到一个长短合适的"牙刷"配对，产生最佳共振。

保持平衡也与耳朵有关系？

耳朵是重要听觉器官，不过你知道吗，我们的耳朵还能帮助我们保持平衡。

在我们每个耳朵里，有3个充满了淋巴液体的半规管。当头部运动时，液体就会随着流动，感受器向脑发送关于头部位置改变的信号。脑于是向肌肉发出指令，确保身体平衡。由于三个半规管所在平面互相垂直，所以可以感受四面八方旋转运动的刺激。如果是前后平着运动，液体不会发生摇晃怎么办。这个时候就要靠内耳前庭部里的球囊和椭圆囊了，另外还有耳石膜。就像里面有小石子的瓶子一样，在运动的时候，耳石膜里的位觉砂会向相反的方向运动，我们通过感知这样的运动就可以感觉到自己在动啦。

不过，人体维持平衡是要依靠内耳的前庭部、视觉、肌肉和关节等三个系统的相互协调来完成的，如果你闭上眼睛，就很难走直线。不过在这其中内耳的前庭系统最重要，它的功能结构上其实就像眼睛对于视力一样。我们都说，晕车也是由于耳朵收到了不规律的刺激所导致的。

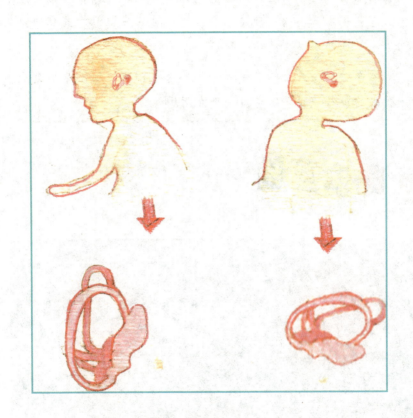

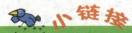 小链接

会动的耳朵

我们会发现，有的人耳朵是可以活动的，有的人却不行，这是为什么呢？

其实人和动物一样耳后有一块动耳肌，因为动物在自然条件下对听力的要求很高，而人类在进化过程中渐渐不需要通过敏锐的听力来保护自己，所以有的人动耳肌退化了，耳朵就不会动了；而有的人动耳肌没退化，耳朵就会动。其实动耳肌没退化的人实属少数。

耳朵会动是天生的，带有一定的遗传因素，而不是后期成长的，也就是说自己锻炼也是没有用的啦。

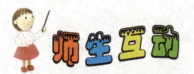

师生互动

学生：怎么保护我们的耳朵呢？

老师：首先要杜绝一些不好的习惯，比如频繁挖耳、用力擤鼻涕、乱吃药等。要养成良好的饮食和睡眠习惯。

其次是要注意使用耳朵的时候，要注意选择声音。噪声会严重影响听力。长时间佩戴随身听会影响听觉。也不要在过于嘈杂大声的地方长时间停留。放烟花的时候要注意保护。

最后，如果出现耳朵里飞进小虫或者进入小杂物，如果不能自己处理要及时到医院就诊。

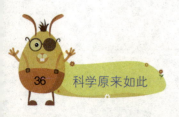

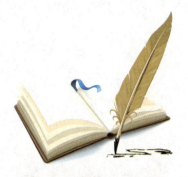

身体的大梁——脊椎

◎智智今天的作业特别多。

◎写着写着，智智坐的离桌面越来越近，
　妈妈进来看到了。

◎智智坐起来，跟妈妈说。

◎妈妈对智智说，学习也要懂得劳逸结
　合，长时间坐着会对颈椎和腰椎不好。

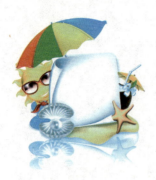

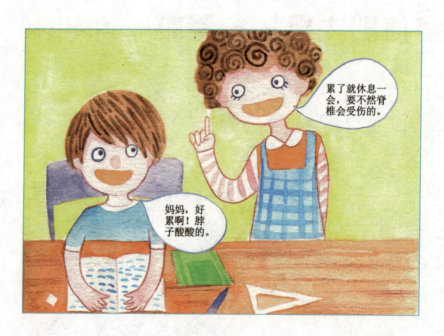

脊椎是哪里啊？

脊椎这个名字，听起来有点熟悉又有点陌生。如果我们把它叫做脊梁骨，你大概就想起来了吧。它就是我们身体里面贯穿头尾的部分，连接了我们整个躯干，是我们身体的"大梁"。

我们都知道脊椎并不是一块骨头构成的，而是由形态特殊的椎骨和椎间盘连结而成，位于背部正中，上面连接着头部的颅骨，中部与肋骨相连，下端和髋骨组成骨盆。从上到下共有颈椎 7 块、胸椎 12 块、腰椎 5 块、1 块骶骨（由 5 块骶椎合成）和 1 块尾脊骨（由 4 块尾椎合成），数下来一共是 26 块独立的椎骨。如果你吃过羊蝎子，你就会发现，哺乳动物的脊椎的形状非常有意思。它们不是实心的，而是一个环形。这样就使得脊椎内部自上而下形成一条纵行的脊管，内有脊髓。

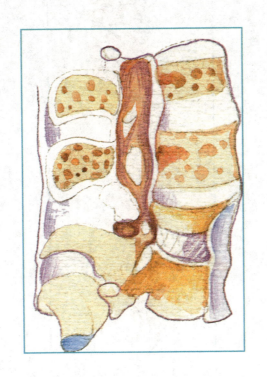

脊椎的功能是什么?

脊椎生长在我们的躯干部分的正中，不仅保护中枢神经，同时支撑人体骨架，维持人体结构左右对称，里外平衡。脊椎作为人体的中轴骨骼，是身体的支柱，有负重、减震、保护和运动等功能。

首先最重要的是脊椎保护神经的功能。脊髓是我们大脑以外中枢神经系统的重要部分，不仅独立负责了很多生理反应，也是连接全身的感觉神经、运动神经、内脏神经和大脑的重要通道。所以保护脊髓不受到外界伤害非常重要。

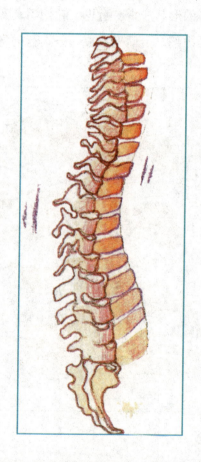

第二是脊椎平衡结构。脊椎提供人体直立时所需的骨架支柱，是支撑人体躯干的大梁。人体直立时，重心必须保持平衡才能够正常地运动。上下肢的各种活动，均通过脊柱调节，保持身体平衡。人体的肌肉和血管，靠着脊椎撑起的骨架而吊挂其间。当脊椎退化而改变结构时，人体的平衡立即失稳，血管、肌肉和器官的功能也受到牵连。

除了这些，脊椎有着天然的四格生理弯曲，脊柱如同一个弹簧，能增加缓冲震荡的能力，加强姿势的稳定性，起到减震的作用。脊椎也是我们所有身体运动的重要组成部分，还有着运输和传递能量的作用。

脊椎经常容易受到伤害吗？

脊椎脊柱不仅仅承担着支撑我们的身体、缓冲身体的压力和震荡的重任，也保护我们内脏的重要器官，所以脊椎一旦生病，后果会非常严重。

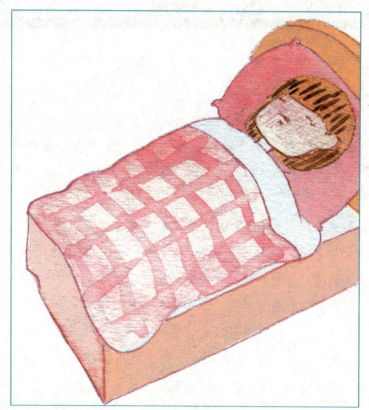

脊椎的病变最明显的反应是颈腰部的疼痛和麻木。有时候久坐我们会感到腰酸背疼，脖子酸酸麻麻的，这就是脊椎在给我们发出信号：该休息啦。如果继续劳累，就有可能会造成脊椎的伤害。

脊椎的疾病可以引起心律失常、头痛眩晕、胃痛腹泻、血压增高等，有超过百种的疾病与脊椎有关。很多看上去与脊椎毫不相关的内脏疾病也与脊椎异常有着密切的关系。这些疾病涉及内科、外科、神经科、内分泌科、妇科、儿科、耳鼻喉科、眼科、口腔科及皮肤科等。有些疾病的症状千奇百怪，但都有一个共同点：都是脊椎惹的祸。

所以，在我们日常生活中，一定要注意保持脊椎的健康。

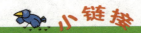

小链接

驼背

驼背是我们最常见到的一种脊椎变形。驼背不仅影响美观，也会对我们的身体产生很大的影响，尤其是对心脏和肺部的发育。

驼背的原因有很多种，过度肥胖、维生素D缺乏、少年性椎体骨软骨病、强直性脊柱炎等，都会造成不同程度的驼背。这些疾病通过及早的发现和治疗，是可以得到治疗和控制的。

不过大多数驼背都是由于长期的不良姿势引起的，所以也称姿势性驼背，只要自己注意，姿势就能改善，都属于姿势性驼背。有些时候，我们的身体发育比较迅速，一下子长得很高，而身体的其他部分没有跟上节奏，就会习惯性的驼背。

背过重的书包、长时间侧背包等也会造成一定的脊椎弯曲和驼背。姿势性驼背可以矫正，并且年纪越轻，矫正越容易，效果越好。所以一旦我们发现自己有驼背的征兆，一定要及时进行矫正。另外平时在保持正确的站姿和坐姿的同时，也可以多做一些脊椎的练习操，可以适当的靠墙站立。做一些俯卧撑、扩胸运动等，也都对脊椎有好处。

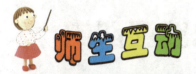

师生互动

学生：怎么保护我们的脊椎呢？

老师：先说饮食方面来说，平时我们要多喝牛奶，多吃蛋白质含量较高的食物，适量的补充维生素 C、维生素 E 和维生素 B 族。

第二是要保持良好的身体姿势。有的时候我们走着或者坐着，都会不自觉地弯腰驼背，这样对脊椎是很不好的，长时间容易造成脊椎的变形，影响身体的各个方面。所以我们要注意坐姿和站姿，在疲劳的时候要适当的休息，尤其是学习的时候也不能久坐不活动。

睡眠对于脊椎来说也很重要。睡眠的时候，全身得到放松和休息，脊椎也不例外。所以在挑选床垫、枕头的时候，一定要选择对脊椎更有利的。不要使用过软的床垫和枕头，否则在睡眠的时候脊椎为了维持身体的平衡还要工作，就会容易生病。

还有就是要加强锻炼，增加脊椎的弹性。只要我们多注意，脊椎就会健健康康的和我们一起工作啦。

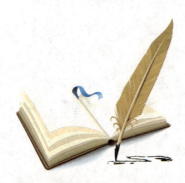

协调的运动——四肢和肌肉

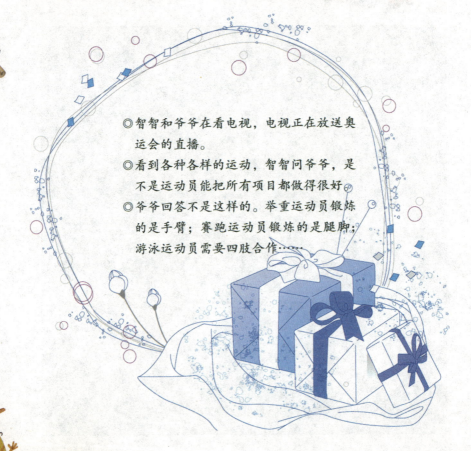

◎智智和爷爷在看电视，电视正在放送奥运会的直播。

◎看到各种各样的运动，智智问爷爷，是不是运动员能把所有项目都做得很好。

◎爷爷回答不是这样的。举重运动员锻炼的是手臂；赛跑运动员锻炼的是腿脚；游泳运动员需要四肢合作……

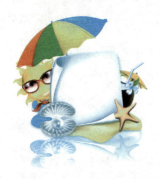

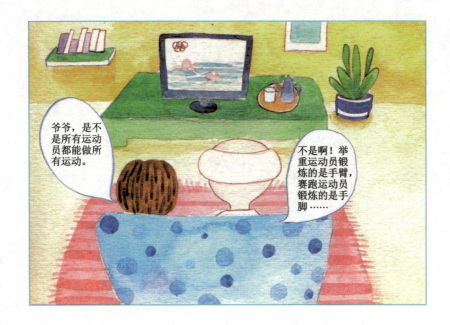

肌肉是什么呢?

　　我们是依靠什么来运动的？这是一个有意思的问题。我们平时都很少去考虑运动这一个我们每天都在做的事情究竟是怎样完成的。所以接下来，我们就来讨论我们运动中起到最主要作用的组织——肌肉组织。

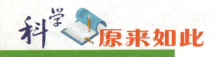

肌肉我们也并不陌生，在我们身体上，一共约有大大小小的肌肉约600余块，分布在全身上下，占到了体重的40%。每块肌肉不论大小如何，都具有一定的形态、结构、位置和辅助装置，并有丰富的血管和淋巴管分布，受一定的神经支配。因此，每块骨骼肌都可以看作是一个器官。

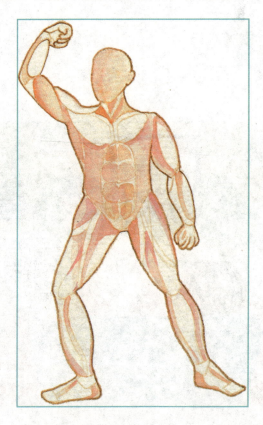

肌细胞的形状细长，呈纤维状，故肌细胞通常称为肌纤维。我们平时如果细心就会发现，我们在吃的很多肉其实都是动物的肌肉组织。它们有着明显的纹路，不同部位的肌肉纤维粗细也是不同的。

人体的肌按结构和功能的不同可分为平滑肌、心肌和骨骼肌三种，按形态又可分为长肌、短肌、阔肌和轮匝肌。平滑肌主要构成内脏和血管，具有收缩缓慢、持久、不易疲劳等特点，心肌构成心壁，两者都不随人的意志收缩，故称不随意肌。骨骼肌分布于头、颈、躯干和四肢，通常附着于骨，骨骼肌收缩迅速、有力、容易疲劳，可随人的意志舒缩，故称随意肌。

肌肉都有一些什么样的种类呢？

我们刚才说到，肌肉分为骨骼肌、平滑肌和心肌。接下来我们就看看他们分别有什么特点。

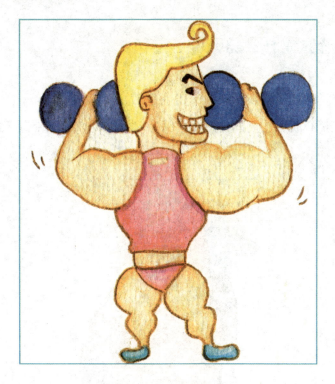

骨骼肌是可以看到和感觉到的肌肉类型，也是我们通常意义上面所说到的肌肉。当健身者通过锻炼增加肌肉力量时，锻炼的就是骨骼肌。骨骼肌附着在骨骼上且成对出现：一块肌肉朝一个方向移动骨头，另外一块朝相反方向移动骨头。这些肌肉通常随意志收缩，意味着想要收缩它们时，神经系统会指示它们这样做。骨骼肌比较容易产生疲劳。

平滑肌主要存在于消化系统、血管、膀胱、呼吸道和女性的子宫中。平滑肌能够长时间拉紧和维持张力。这种肌肉不随意志收缩，就是说它们是由大脑自动控制的，而无需人去考虑。例如，胃和肠中的肌肉每天都在执行任务，但人们一般都不会察觉到。

心肌只存在于心脏，它最大的特征是耐力和坚固。它可以像平滑肌那样有限地伸展，也可以用像骨骼肌那样的力量来收缩。它只是一种颤搐肌肉并且不随意志收缩。

肌肉的作用是什么呢？

不同类型的肌肉，它们的作用也是不一样的。

首先是心肌，它们的作用在于保持有规律的收缩来维持正常的心跳和血液循环。

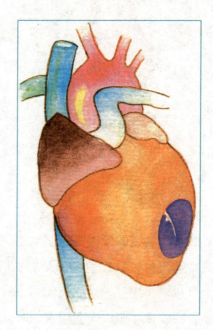

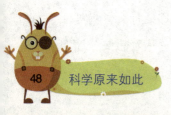

平滑肌的作用也是维持我们正常的器官进行自身所需要进行的运转，尤其是呼吸系统、消化系统中，平滑肌的作用非常大。

骨骼肌则是我们身体运动的主要帮手。肌肉收缩牵引骨骼而产生关节的运动，其作用犹如杠杆装置，有3种基本形式。第一是平衡杠杆运动，支点在重点和力点之间，如寰枕关节进行的仰头和低头运动。第二是省力杠杆运动，其重点位于支点和力点之间，如起步抬足跟时踝关节的运动。第三是速度杠杆运动，其力点位于重点和支点之间，如举起重物时肘关节的运动。

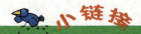

小链接

肌肉的辅助装置

我们的肌肉与骨骼之间和与肌肉之间，运动起来还需要一些辅助装置，他们有筋膜、滑膜囊和腱鞘等。它们具有协助肌肉的活动，保持肌肉的位置，减少运动时的摩擦和保护等功能。

筋膜是肌肉组织关系最密切的，它们遍布全身，分浅筋膜和深筋膜两种。浅筋膜又称皮下筋膜，位于真皮之下，包被全身各部，由疏松结缔组织构成，包裹着浅动脉、皮下静脉、皮神经、淋巴管，有些局部还可有乳腺和皮肌肉，起到一定的保护作用；深筋膜又称固有筋膜，由致密结缔组织构成，它包覆这体壁、四肢的肌肉和血管神经等，随肌肉的分层而分层，并且连接着四肢的骨骼，构成肌肉间隔，还可提供肌肉的附着或作为肌肉的起点。

滑膜囊是我们骨骼直接的润滑组织，为封闭的结缔组织小囊，壁薄，内有滑液，多位于腱与骨面相接触处，以减少两者之间的摩擦。

腱鞘是包围在肌肉腱外面的鞘管，存在于活动性较大的腕、踝、手指和足趾等处。腱鞘可分纤维层和滑膜层两部分：纤维层对肌肉腱起滑车和约束作用；滑膜层则是双层的结构，两层之间含少量滑液，所以肌肉腱能在鞘内自由滑动。

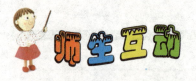

师生互动

学生：我们为什么要锻炼肌肉？

老师：四肢和肌肉是我们日常运动所依赖的，在正常情况下，他们不仅能够让我们走路跳跃，还能让我们有能力做一些更加帅气的事情，比如攀岩或者舞蹈。不过人体600多条肌肉之间互相合作，也不是一件轻而易举的事情。如果平时缺乏锻炼，肌肉会在运动中容易缺氧而产生大量的乳酸，使得我们不得不放弃我们的运动。而通过一段时间的锻炼，肌肉会变得更加强劲和适合运动。

不过我们锻炼肌肉不需要像健美运动员那样追求肌肉的发达，健康的体魄只需要我们的身体能够正常和有效的运转就可以了。

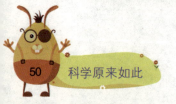

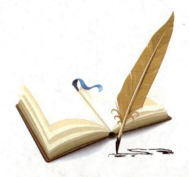

我们的手和脚

◎爸爸带着智智在花园里面修剪果树。

◎智智拿来工具箱，打开箱子问爸爸。

◎爸爸告诉智智，我们的许多劳动，都需要不同的工具来帮助我们？

◎爸爸又说，因为我们的手脚特别灵活，所以才能够使用工具。

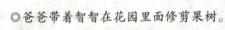

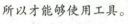

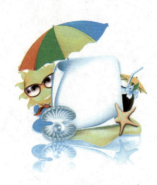

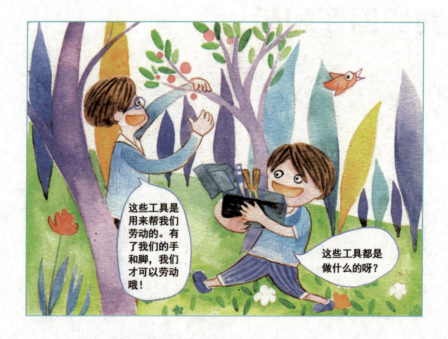

我们的手是怎样的？

　　我们都说，人类是高等动物，为什么我们会称自己是高等动物呢？是因为我们会使用工具来帮助我们劳动。我们的手就是能让我们拥有这样高度智慧的器官之一。

人的手大约在胚胎 5 周的时候就开始出现，刚刚长出的手，手指之间是有一层像鸭掌上面的蹼一样的皮的，之后在发育的过程中慢慢退化消失，到 11 周的时候，手的结构已经完全长好，到 20 周左右就可以使用了。我们每个人都有一左一右两只相对的手，每只手都有 29 块骨头，这些骨头由 123 条韧带联系在一起，由 35 条强劲的肌肉来牵引，由 48 条神经来控制肌肉的运转。整个手掌还长有 30 多条动脉以及数量众多的小血管。全部的这些，让我们的手能够自由灵活的运转。

在哺乳动物中，人类的手是独一无二的。许多灵长类动物的手指可以弯曲和抓握，但是只有我们的大拇指是与其他手指可以捏合的。这使得我们可以更加方便地使用工具。

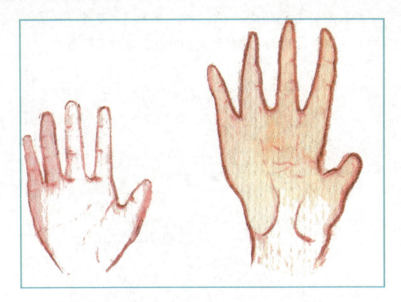

我们的脚是怎样的？

脚是我们人体最下面与地面接触的器官，也是常常会被我们护理的一个器官。其实，我们的脚也是非常重要的一个人体器官。

脚承担着支撑我们站立和行走的重要使命。和手一样，脚也是由肌肉、骨骼和血管构成的，但是人的脚不需要执行抓握等精密的动作，所以通常脚趾会比手指短很多。脚趾只需要在行走和奔跑的时候提供足够的灵活度和抓地力就可以了。由于人是直立行走的动物，身体的全部重量在站立行走时都需要脚部来承担，这使得我们的脚有着一个非常精妙和特殊的结构——足弓。足弓在脚的中间位置，由块骨头、韧带和肌肉构成，是一个凸起的弓形形状。可别小瞧了这小小的弓形，它就像一个弹簧一样，保护着我们的脚，也保护着我们的脊椎和其他骨骼。足弓会吸收我们奔跑和行走过程中的一部分震动，并且使得我们运动具有弹性帮助我们跳跃。

有一些人由于先天的因素，足弓的发育不完全或者没有足弓，就会形成扁平足。扁平足的人长时间行走和站立非常容易疲劳。

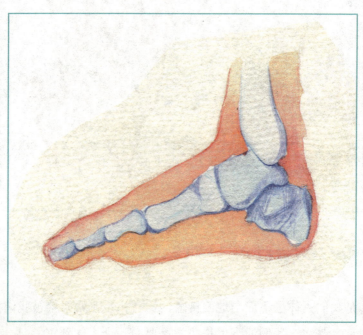

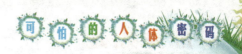

我们手脚协调的能力有多大呢？

我们一直说，人类可以使用工具是人类智慧的重要表现之一。我们的手和脚到底起到了怎样的作用呢？

先来看看我们的手吧。手是我们使用工具的主要器官之一。小到筷子的使用、大到操作机床、简单的如抓握、复杂的比如弹琴和绣花，都是我们的双手实现的。人类的手指十分灵敏，可以感觉到振幅只有 0.00002 毫米的振动，这使得我们能够感受到非常细微的动作。尤其是对于盲人来说，单凭手的触觉就可以认识到物体的细微轮廓。另外，我们的手也是我们肢体语言的重要组成部分。我们经常可以看到演讲的人在台上慷慨激昂的陈述他们观点的同时，手也在做着很多动作，这些动作让他们的演讲看起来更加的激昂和有感染力。手语也是一种重要的语言，可以帮助聋哑人和大家直接地交流。

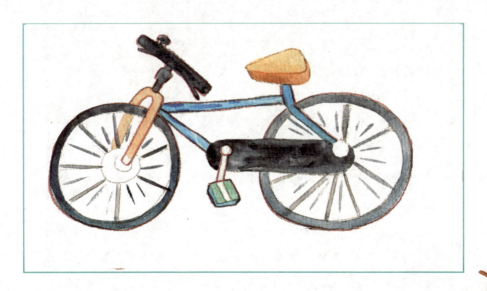

　　脚使用的工具相对较少，但是也非常的有用。例如自行车、独轮车、架子鼓，等等。脚的灵活性通过锻炼也是可以提高的，我们经常可以看到失去手臂的人用脚来代替手的日常功能，就是这个原因。

　　大部分的工作不论是手还是脚都是不能够单独的去完成，需要整个身体协调才能够完成。

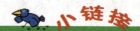
小链接

裹小脚

　　村里以前有老人家告诉我们，旧时候，女人需要用裹脚布来让自己的脚不再长大，这是怎么回事啊？

　　和我们现在不同，在封建社会里，女性的地位非常的低下，她们大多数时间待在自己的家里读书、纺织、洗衣、做饭。从女孩儿出生开始，就要准备着出嫁。由于当时的审美认为，女人的脚越小越是漂亮，就是以前所说的"三寸金莲"。因此女孩儿们从开始长大的时候就开始用很长的布条来把自己的脚紧紧裹住，因为小脚的女孩长大才会嫁一个好男人。

　　这样畸形的审美导致了女孩的成长过程伴随着非常大的痛苦。由于捆绑，脚的骨骼发育会畸形失去原来的结构和作用，这使得行走和奔跑都变得非常的困难和痛苦。小脚不仅不能够长时间地行走和站立，而且会引发其他疾病，有时候天气不好也会让脚疼痛不已。

　　值得庆幸的是，随着新中国的成立，女性的地位得到了很大的提升，裹小脚这样的陋俗也得以废止。我们现在常常会用"裹足"来形容行动受到制约。

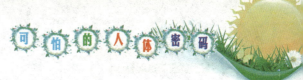

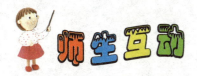

师生互动

学生：怎样可以让我们的手脚更加健康和灵活呢？

老师：我们手和脚的灵活性都是可以通过后天的锻炼来提高的。经常的运动是锻炼的最好方式。可以尝试着做一些小的练习操。一些球类运动，例如乒乓球也是锻炼手眼协调能力的很好的运动。另外，学习乐器也能够锻炼我们的手指，并且通过锻炼手指的灵活性锻炼我们的大脑，音乐不仅能陶冶我们的情操，还可以让我们变得更加聪明哦。

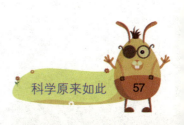

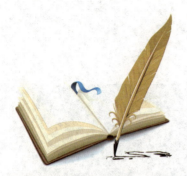

抵抗入侵者——免疫系统

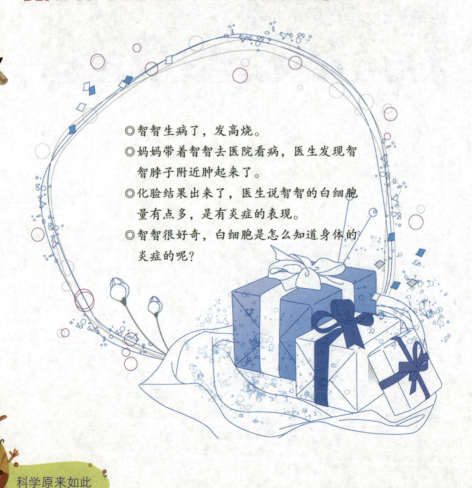

◎智智生病了，发高烧。

◎妈妈带着智智去医院看病，医生发现智智脖子附近肿起来了。

◎化验结果出来了，医生说智智的白细胞量有点多，是有炎症的表现。

◎智智很好奇，白细胞是怎么知道身体的炎症的呢？

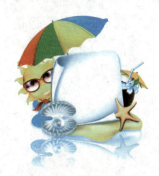

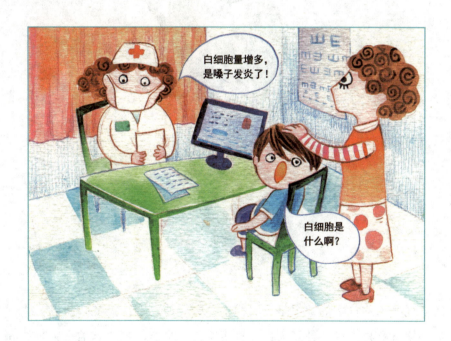

什么是免疫系统？

你知道我们为什么会生病么？这样问可能有些奇怪，因为从小我们的记忆里面就有无数次看病打针吃药的经历，生病这样的事情，似乎没有什么特别的。那我们生的病又是怎么好的呢？

我们的身体是独立的，但是也是与外界相连的，每天我们都需要呼吸空气，吃掉食物，皮肤也会接触各种各样的物品。我们的身体就像是一个房子，鼻子、嘴巴和皮肤就像是门窗。我们欢迎的客人很多，新鲜

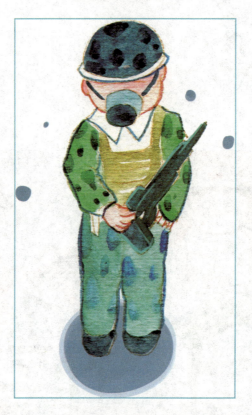

的空气美味的食物等，但是有时候也会有不速之客来捣乱，所以，我们的身体就有自己抵抗外界入侵的警报系统，当有不速之客前来，我们的免疫系统就发挥作用，找到并且杀灭这些东西。

免疫系统是由什么组成的?

刚才说到，我们身体的入口只有几个，所以我们的免疫系统也非常

聪明地安排在它们附近。

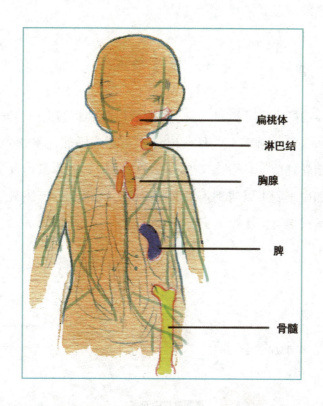

扁桃体

淋巴结

胸腺

脾

骨髓

胸腺是我们人体最重要的免疫器官，长在胸骨后面心脏前面的位置，灰红色，是一个扁平的椭圆形，分为左右两叶。胸腺会随着年龄的增长慢慢地退化变小，在儿童时期最大。胸腺的主要作用是生产T淋巴细胞。T淋巴细胞是身体免疫过程中非常关键的细胞。另外，还分泌胸腺素和激素类的物质。

骨髓是免疫系统的源头。骨髓会生成新的血液和细胞，尤其是B细胞，胸腺里面生产的T细胞也是由骨髓提供的。

淋巴系统像血液循环系统一样，有着遍布全身的网状结构。淋巴系统主要负责探测身体的感染，并且指挥免疫细胞杀灭他们，最后把杀灭之后残留的物质分解和帮助排出体外。

脾则是免疫细胞的活动中心，随着血液进入脾脏的细胞在这里交换杀灭入侵者的信息。

我们的身体是怎么与入侵者斗争的呢？

我们体内的入侵者最初是被一种叫做巨噬细胞的血细胞发现的。它会直接吞噬入侵的细菌，并且放出身体受到感染的化学物质。这个时候，白细胞受到信号就会前来进一步调查入侵者的信息。有意思的是，巨噬细胞和白细胞可以辨别入侵者的种类，如果是以前接触过的细菌，他们就会很快地召集免疫细胞前来进行相应的杀菌工作。

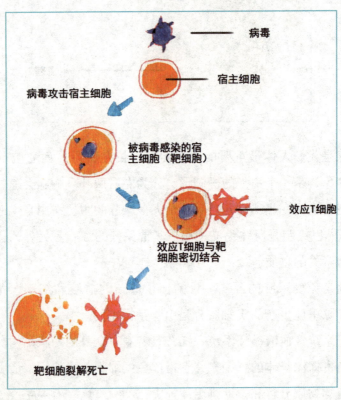

病毒

宿主细胞

病毒攻击宿主细胞

被病毒感染的宿主细胞（靶细胞）

效应T细胞

效应T细胞与靶细胞密切结合

靶细胞裂解死亡

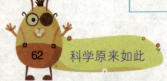

免疫细胞主要还是指 T 细胞和 B 细胞。他们的攻击方式是不同的。T 细胞一部分会作为信息的传递者召集身体其他的免疫细胞来杀菌，另一部分会直接攻击入侵者。而 B 细胞负责制造抗体，并且把他们射入入侵的细菌，然后杀灭他们。在这个过程中，身体会产生一定的反应，例如发烧，随着细菌的消灭，这些症状就会慢慢消失。

大战过后，细菌被消灭了，为了回到正常的身体状态，T 细胞和 B 细胞也大量地死亡。多余的白细胞此时也集体自杀，和之前战斗中死亡的白细胞一起变成脓液。

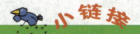

小链接

自身免疫疾病与免疫缺陷疾病

自身免疫疾病是指机体对自身抗原发生免疫反应而导致自身组织损害所引起的疾病。简单来说，就是身体的免疫系统把自己身体的细胞错当作是入侵者来进行攻击。自身抗体的存在与自身免疫性疾病并非两个等同的概念，自身抗体可存在于无自身免疫性疾病的正常人特别是老年人，如抗甲状腺球蛋白、甲状腺上皮细胞、胃壁细胞、细胞核 DNA 抗体等。有时，受损或抗原性发生变化的组织可激发自身抗体的产生。

免疫缺陷病是免疫系统先天发育不全或后天受损导致的免疫功能降低或缺失所引起的一组疾病。多发生于婴幼儿，有时也于成年后才出现临床症状。免疫缺陷病包括 B 细胞缺陷病、T 细胞缺陷病、T 和 B 细胞联合缺陷性疾病、吞噬细胞缺陷病以及补体系统缺陷病。也有后天诸因素造成的免疫系统功能障碍所引起免疫缺陷病。这些因素包括肿瘤、免疫抑制剂的使用或感染性疾病等。

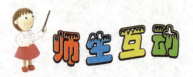

师生互动

学生：怎样可以让我们保持健康不生病呢？

老师：注意卫生还是最关键的。避免脏东西的入侵需要我们保持良好的卫生习惯，勤洗手、多通风，不吃不干净的东西。

多吃维生素 C、酸奶等营养物质，保持身体的营养是有强大免疫力的基本保障。

可以通过注射疫苗的途径来预防疾病。这是利用了我们免疫系统的记忆性。疫苗是将病原微生物及其代谢产物，经过人工减毒、灭活或利用基因工程等方法制成的用于预防传染病的自动免疫制剂。疫苗保留了病原菌刺激动物体免疫系统的特性。当动物体接触到这种不具伤害力的病原菌后，免疫系统便会产生一定的保护物质，如免疫激素、活性生理物质、特殊抗体等；当动物再次接触到这种病原菌时，动物体的免疫系统便会依循其原有的记忆，制造更多的保护物质来阻止病原菌的伤害。

另外，避免抗生素滥用也是非常关键的。在非必要条件下，开动自己的免疫系统来抵抗疾病。不过如果已经使用了抗生素，一定要完全把病治好再停药，否则会增加细菌的耐药性。

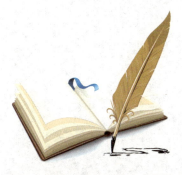

身体的排水系统——肾脏

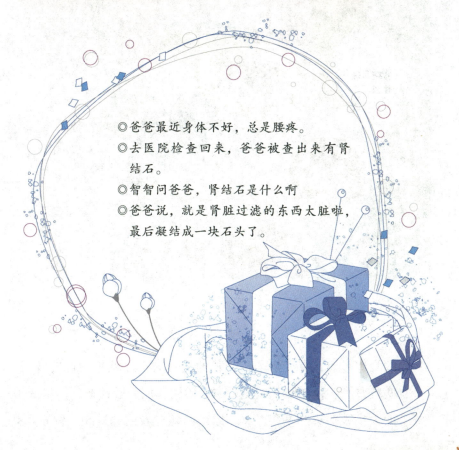

◎爸爸最近身体不好，总是腰疼。

◎去医院检查回来，爸爸被查出来有肾结石。

◎智智问爸爸，肾结石是什么啊

◎爸爸说，就是肾脏过滤的东西太脏啦，最后凝结成一块石头了。

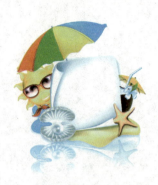

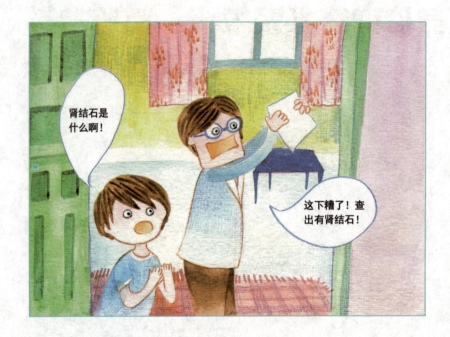

肾脏是什么？

　　我们的身体里面，有一个辛辛苦苦的清道夫，那就是我们的肾脏。正常人有两枚肾脏，位于腰部两侧后方，因此我们一般常把它们叫做腰子。肾脏的大小跟拳头差不多，长得像是两颗立着的扁豆子，约重150

克。尽管尺寸不大，通过肾脏的血流却占总血量的四分之一。

我们都知道人体每时每刻都在新陈代谢，在这个过程中必然会产生一些人体不需要甚至是有害的废物，其中一小部分由胃肠道排泄外，绝大部分都要靠肾脏排出体外。这样，我们的身体才能够维持正常生理活动。我们形象地把肾脏比喻成一个"血筛子"，它们会把对我们身体有用的物质留下来放到血液中去，而把有毒的物质过滤并且排除。

由于身体血液循环都会经过肾脏的过滤，所以有些化学药品中毒会给肾脏造成损害。如果肾脏有了病，这些对人体有害物质的排泄受到影响，废物在体内积聚，就会引起各种各样的疾病。

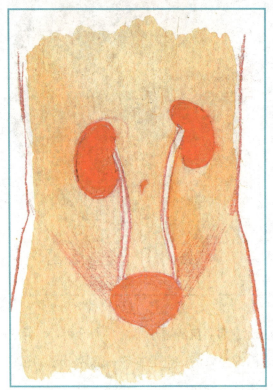

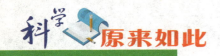
肾脏是怎么帮助我们代谢的呢？

我们刚才说过，肾脏会帮助我们过滤体内的脏东西，然后排出体外，这个过程是怎么进行的呢？

那就是尿液的生成了。生成尿的原料来源于血液，当血液流经肾脏

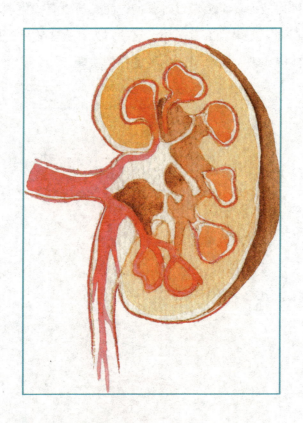

时，绝大部分的血液都要流经肾小球。每一个肾小球就相当于一个小筛子，流过肾小球毛细血管的一部分血浆，除大分子的蛋白质外，水和小分子的物质都能透过毛细血管壁和肾小囊的脏层而进入囊腔，此滤过液叫原尿。进入肾小管的原尿流过小管系统时，大部分的水和绝大部分为

身体所需要的物质都会被肾小管上皮细胞重吸收回血液；而代谢终产物则仅少量被重吸收或不吸收而随尿排出。正常人一天尿量为 1000 ~ 2000 毫升，一般呈淡黄色，因此我们每天要摄入大量的水分，才能保持身体的水平衡，保证有害物质及时排出体外。

我们有的时候在野外生存节目里会看到，在没有水的时候用尿液来补充水分。其实这是相当危险的，因为尿液里面含有大量对身体有毒的物质，会增加身体的负担。如果有能力，还是要选择更加安全的饮用水源或者对尿液进行蒸馏等处理。

除了排除人体有害物质，肾脏还有什么功能呢？

除了分泌尿液、排除有害物质，肾脏还可以维持体内电解质和酸碱平衡，我们把这样保持体内环境稳定的功能称作"调节器"或"稳压器"。

我们都知道，我们身体里的液体里面有各种各样的离子，这些离子对我们的身体有着不同的作用。如果某些离子过多，身体就会出现问题。肾脏会对体内的各种离子具有调节作用。由于不同浓度的溶液渗透压不同，肾小球过滤时调节这样的压力。另外肾脏对体内酸碱平衡也起调节作用，肾脏能把代谢过程中产生的酸性物质通过尿液排出体外，并能控制酸性和碱性物质排出的比例，当任何一种物质在血液中增多时，肾脏就会把增多的部分排出去。同时肾脏还能制造氨和马尿酸，以保持和调节酸碱平衡。很多肾脏病人出现酸中毒，就是因为肾脏失去了维持体内酸碱平衡的功能而产生的。

另外，肾脏还可以分泌肾素调节人体血压。肾脏可以促进红细胞生成。肾脏还可以促进维生素 D 的活化。

小链接

肾脏疾病

肾脏每天接触各种有毒物质，身体代谢出现问题的时候，肾脏就有可能生病。

常见的肾脏疾病有：慢性肾小球肾炎，简称慢性肾炎；肾病综合征肾变病综合征；慢性肾衰竭慢性肾功能衰竭；肾结石指发生于肾盏、肾盂及肾盂与输尿管连接部的结石；肾囊肿（多囊肾）；糖尿病肾病；高血压肾病；紫癜性肾炎，又称过敏性紫癜性肾炎；狼疮性肾炎和小儿肾病。

肾脏如果有问题，经常会出现以下症状：寒肢冷："畏寒"指有怕冷而且怕风吹的感觉。"肢冷"指四肢手足冰冷，甚至冷至肘，膝关节的症状。"畏寒肢冷"往往伴随腰膝酸痛，神疲倦卧，少气懒言，口淡不渴等肾虚病症。头晕无力，失眠多梦；哮喘；腰痛；夜间多尿；头晕耳鸣；便秘和腰酸腿痛，尿频尿急等。如果出现这些症状，就要去医院及时检查，及早治疗的话，大部分是可以治愈的。

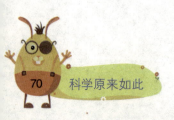

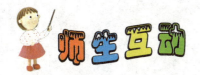

师生互动

学生：那么我们要怎么保护我们的肾脏呢？

老师：首先是要多喝水，不要憋尿。冬天注意保暖。由于低温下血管收缩，血压蹿升，小便量减少，血液凝结力变强，容易使肾脏出问题。

第二是注意饮食。不要暴饮暴食，不要吃太多蛋白质和盐分的东西，控制血压和血糖。限制含钾高的饮食，含钾最高的有：冬菇、紫菜；其次：马铃薯、黄豆芽、藕、菠菜、韭菜、芹菜、菜花、鸡等；中等量：丝瓜、苦瓜、蘑蘑菇。减低钠含量，多用低钠调味品如：醋、糖、酒、胡椒、花椒、五香粉、八角、葱、姜、蒜、辣椒、陈皮等。多吃蔬菜，但要适当烹调以降低钾、磷含量后再吃。多吃一些黑色食物，他们一般含有丰富的微量元素和维生素，对肾脏非常有好处。

第三是不要乱吃药。许多药都对肾脏具有毒性，吃药一定要咨询医生的意见，尤其是止疼片类的药品。

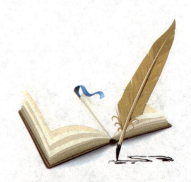

身体发动机——心脏

◎奶奶住院了，大家去医院看她。

◎奶奶对智智说，奶奶是心脏忽然停止了，幸好住院及时。

◎智智摸着自己的胸口问妈妈。

◎妈妈告诉智智，心脏是我们身体很重要的器官。

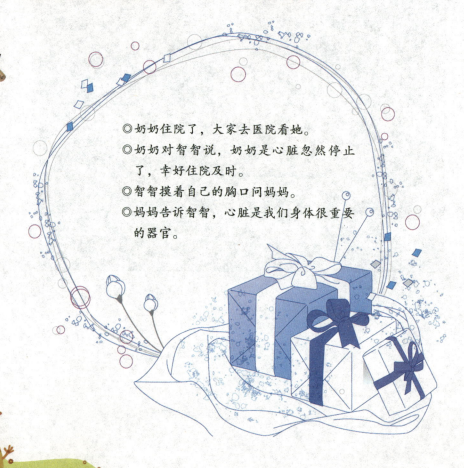

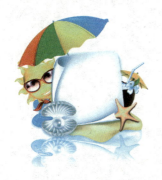

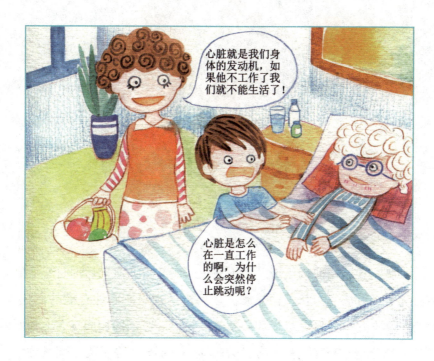

心脏是什么样子的？

我们都知道，心脏是我们身体里最重要的器官之一，不过我们却没有真正与我们这个身体的发动机相见过。心脏是长什么样子的呢，是动画片里面的桃心形状的么？其实平时我们有见过一些动物的心脏，我们

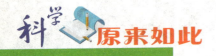

的心脏和他们长得有一点像，长得有点像桃子。和我们经常听说的一样，我们的心脏大小和我们拳头握起来的大小差不多。

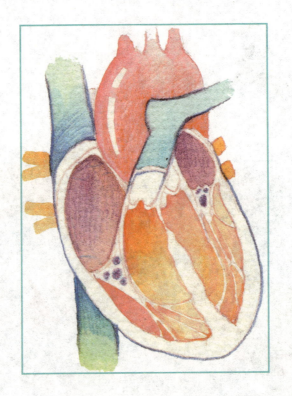

心脏主要是由肌肉组成。左下前边叫做心尖，右上后面是心底。心脏分为心房和心室，从外面来看的话可以发现近心底处有横的冠状沟，绕心一圈，这就是区分心房和心室的分界。心脏前面构成是右上为心房部，大部分是右心房，左心房只构成其一小部分，左下为室部三分之二为右心室前壁三分之一为左心室。后面贴于膈肌，主要由左心室构成。心底大部分由左心房，小部分由右心房构成。在上、下腔静脉与右肺静脉之间是房间沟，为左右心房后面分界的标志。心尖由左心室构成，有的时候我们可以摸到甚至看到心跳，是因为心尖很靠近胸壁，心尖搏动的时候我们就可以摸到了。

心脏上面连接的血管很多，包括连接身体的动脉静脉和维持心脏自身运转的血管。有了这些血管的连接，心脏就可以开始工作了。

心脏是怎么工作的？

每一天，我们的心脏都在不停地、有规律地跳动着。一般成年人每分钟心跳约 60~80 次，平均为 75 次。儿童的心率比较快，9 个月以内的婴儿，正常心律每分钟可达 140 次左右。

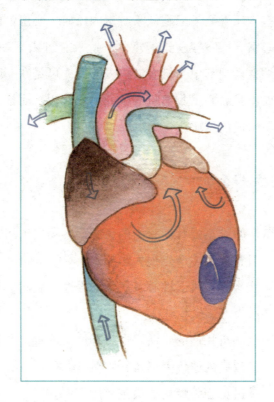

我们所说的心脏的跳动，其实是心脏一次收缩和舒张的过程，称为一个心动周期。它包括心房收缩，心房舒张、心室收缩和心室舒张四个过程。

血液在心脏中是按单方向流动，从静脉到心房到心室再到动脉。肌肉收缩的时候，血液就会被压出，舒张的时候血液会进入，心房和心室之间还有瓣膜来决定血流的方向。心房开始收缩之前，整个心脏处于舒张状态，心房、心室内压力都比较低，这时动脉瓣关闭，血液从静脉源源不断地流入心房。当血液足够多的时候，心房压力就会变大，血液就由心房流入心室。

心房进入舒张期后不久，心室开始收缩，心室内压逐渐升高，首先心室内血液推动房室瓣关闭，进一步则推开半月瓣而射入动脉，当心室舒张，心室内压下降，主动脉内血液向心室方向返流，推动半月瓣，使之关闭，当心室内压继续下降到低于心房内压时，心房中血液推开房室瓣，快速流入心室，心室容积迅速增加，此后，进入下一个心动周期，心房又开始收缩，再把其中少量血液挤入心室。可见在一般情况下，血液进入心室主要不是靠心房收缩所产生的挤压作用，而是靠心室舒张时心室内压下降所形成的"抽吸"作用。

心脏会容易生病么？

我们的心脏平时都是强壮而有力的，并不容易出现问题，但是如果出现病症，就会对整个身体产生很大影响。

常见的心脏疾病有：风湿性心脏病、先天性心脏病、高血压性心脏病、冠心病、心肌炎等。

大部分的心脏病与我们的生活习惯和环境有着直接的关系，就算是先天性心脏病，其致病的遗传因素也只占到8%左右。所以，保持健康的身体和生活，是避免心脏疾病的最主要的方法。

心脏疾病症状包括：某种类型的胸痛、气促、乏力、心悸（常提示心跳减慢、增快或不规则）、头晕目眩、晕厥等。然而，出现这些症状也不一定是得了心脏病。但是这些身体的症状提示我们，要检查身体了。

那么如果发现心脏病人或者自己身体不适应该怎样处理呢？首先是要保持安静，并且尽量少搬动病人，调整合适的姿势，然后尽快拨打急救电话等待救援。

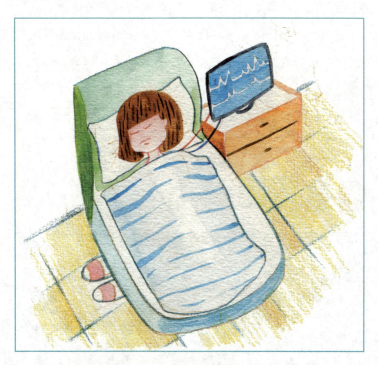

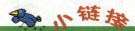 小链接

心脏是怎么开始跳动的？

我们都知道心脏是怎样跳动的了，那么心脏的跳动是从哪里开始的？

组成我们心脏的肌肉，虽然看起来差不多，其实是分为两种的。一种是普通心肌细胞，它们在受到刺激的时候发生收缩，刺激消失的时候就舒张开来。它们占心肌细胞的绝大多数。还有一种会自动产生兴奋，刺激别的细胞让它们产生收缩，并且它们是按照自己固有的规律在收缩的。它们是心脏跳动的起始点。

在我们的心脏上面，有一个由这种特殊的细胞聚集而成的窦房结，它在我们心脏右心房解决上腔静脉的入口附近，是心脏的起搏点，也决定了我们心跳的节律。此外，在心脏里还有房室结、蒲肯野纤维，它们也是传送心脏跳动指令系统里的成员。

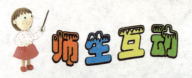

师生互动

学生：我们要怎样让我们的心脏更健康呢？

老师：保持心脏的健康，最重要的是保持健康的生活状态。

首先是注意饮食。多油多盐的食物会对我们的心脏产生额外的刺激，长时间吃过于咸和油腻的东西容易引起心脏的疾病，也容易导致肥胖增加心脏的压力。

第二是避免环境污染。吸烟会导致心脏的伤害，所以要提醒我们身边的长辈们，为了自己和他人的身体健康，请不要吸烟。

第三是运动。生命在于运动，如果我们能保持经常参加一些适当的运动，心脏也能受到锻炼而变得更加强壮。不过运动也要讲究科学，不能过量或者过于猛烈，这样反而会对心脏不好。

最后，也是最重要的是，要保证健康的生活规律，早睡早起，不要过度疲劳。

如果我们平时多注意，那么心脏就会健健康康地陪伴着我们啦。

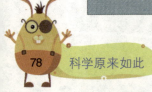

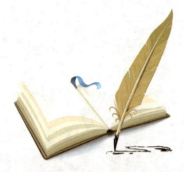

排毒的器官——肝脏

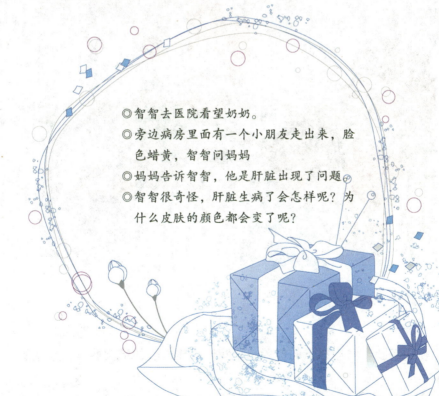

◎智智去医院看望奶奶。

◎旁边病房里面有一个小朋友走出来，脸色蜡黄，智智问妈妈

◎妈妈告诉智智，他是肝脏出现了问题

◎智智很奇怪，肝脏生病了会怎样呢？为什么皮肤的颜色都会变了呢？

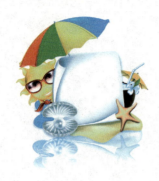
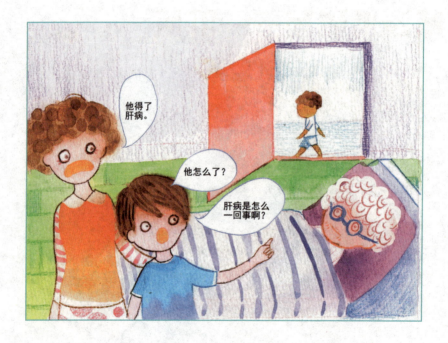

肝脏是什么样子的？

在我们肚子右边靠下的位置，是我们人体内脏的最大器官，这就是肝脏。

说肝脏是我们身体里最大的内脏器官真不为过。因为它占了我们身

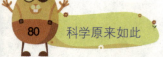

体近 2% 的体重，也在我们的腹腔里面占有非常大的一块位置。从外观上来看，肝脏是一个近似于直角三角形的形状，由左右两叶组成，两叶中间由韧带连接。肝的右叶比较大，下边缘连接着胆囊。正常的肝脏是柔软的，一般为红褐色。肝脏四周连接着许多主要的身体器官，肝右叶上方与右胸膜和右肺底相邻；肝左叶上方与心脏相连，小部分与腹前壁相邻；肝右叶前面部与结肠相邻，后叶与右肾上腺和右肾相邻；肝左叶下方与胃相邻。

肝脏的工作不是"关门"的，而是伴随着血液的流动在工作，是动态的，所以在肝脏的一部分出现问题的时候，其他部分还能够正常工作。而且肝脏有非常神奇的再生能力，是其中少数的内部人体器官能天然更新失去组织的。就算失去了大约 25 % 的肝脏，其余的肝脏也可以再生成为一个全肝。

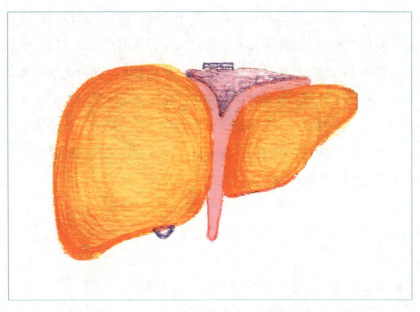

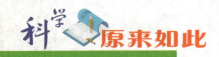

肝脏的工作是什么？

肝脏主要的作用是新陈代谢。我们经常听到说，肝脏是我们体内解毒的场所，这样说也不是没有道理的。肝脏对来自体内和体外的许多非营养性物质如各种药物、毒物以及体内某些代谢产物，具有生物转化作用。通过新陈代谢将它们彻底分解或以原形排出体外。这种作用就被我们称作是解毒。某些毒物经过生物转化，可以转变为无毒或毒性较小、易于排泄的物质；不过也有一些物质恰巧相反，毒性增强（如假神经递质形成），溶解度降低（如某些磺胺类药）。这个时候就会对我们的身体产生伤害。在经过转化之后，有一些可以溶于水的毒物就通过尿液和胆汁排出，其他的就要经过复杂的代谢过程转化成可以溶于水的物质再排出。

肝脏主要的工作就是各种各样的化学反应。这些化学反应可分四种形式：氧化作用、还原作用、水解作用和结合作用。氧化作用例如乙醇在肝内氧化为乙醚、乙酸，再氧化为二氧化碳和水。这种类型又称氧化解毒。还原、水解和结合都是通过相应的化学反应，针对不同的毒素进行解毒。由于肝内的一切生物化学反应，都需要肝细胞内各种酶系统参加。因此，在本身肝脏就有问题的时候，要特别注意药物选择，掌握剂量，避免增加肝脏负担。

肝脏如果生病了会怎样？

最常见的肝病是各种病原体感染。包括病毒、细菌、寄生虫等感染。如最常见的病毒性肝炎；还有如细菌感染引起的肝脓肿、肝结核；寄生虫感染引起的肝吸虫病、阿米巴肝脓肿，等等。乙型和甲型肝炎可以通过打疫苗来预防，但是疫苗是有有效期的，如果不知道自己是不是在疫苗有效期之内的话，可以去医院检查一下。

得了肝炎的人往往会出现一些早期症状及表现，如：食欲减退，消化功能差，进食后腹胀，没有饥饿感；厌吃油腻食物，如果进食便会引起恶心、呕吐，活动后易感疲倦，等等。黄疸型肝炎还会出现"三黄"的症状：尿黄、眼白发黄、皮肤颜色发黄。这些都是由于肝细胞受到了伤害不能正常运转。如果出现就要立刻就医了。

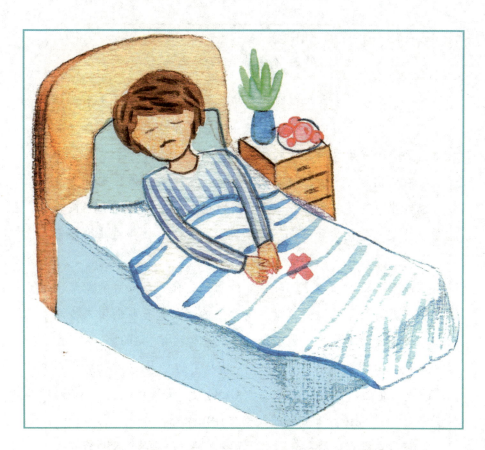

另外，常见的肝脏疾病还有：肝脏占位性疾病，比如，各种良恶性肿瘤、肝囊肿、肝脓肿、肝包虫病、肝血管瘤、肝内胆管结石；代

谢障碍引起的肝脏疾病。例如，脂肪肝；酒精性肝病；药物以及其他原因引起的中毒性肝病；自身免疫性肝病；先天性或遗传性肝病；肝硬化，等等。

　　肝脏是很重要的器官，也是非常脆弱的器官，如果不好好保护就会生病的哦。

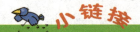
小链接

肝脏功能检查的方法

　　我们在平时会发现，有些反应如果加入了一些本身不参加反应的东西，反应的速度会变快很多，甚至本身不会发生反应的东西也会发生反应，这就是催化剂。

　　在我们身体里面，帮助我们身体正常运转的催化剂就是生物酶。生物酶是一种特殊的蛋白质，也有一些是RNA。它们能够催化某一些化学反应，不需要苛刻的外界条件并且减少能量的损失。

　　前面我们都知道，肝脏主要的功能是代谢。肝脏的新陈代谢离不开各种生物酶的帮助。这些酶的数量也是我们用来检测肝脏功能的重要指标。例如丙氨酸氨基转移酶（ALT）、天门冬氨酸氨基转移酶（AST）。另外，检查肝脏的指标还有总蛋白（TP）白蛋白（ALB）球蛋白（GLB）白/球蛋白比值（A/G）总胆红素（TBIL）和直接胆红素（DBIL）。

　　肝脏功能的检查一般是通过血液来进行检查的，所以我们要注意在检查前保证空腹取血，取血后尽快测定；并且避免溶血。

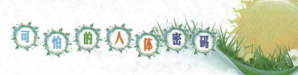
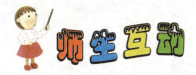

师生互动

学生：怎样保护我们的肝脏呢？

老师：肝脏是我们身体很重要的器官，我们需要好好保护它。

首先是要养成良好的饮食习惯，合理搭配食物，多吃蔬菜和水果，不要吃油腻和过于刺激的食物。

第二是要注意食物的卫生。不要吃生的海鲜和喝生水，因为它们可能会携带肝炎病毒。

锻炼和睡眠也是非常重要的。维持正常的体重，经常锻炼身体都对肝脏非常有好处。如果生病吃药，一定要咨询医生，因为肝脏是解毒的器官，乱吃药的话容易对肝脏造成伤害。

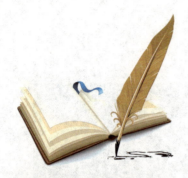

呼吸的器官——肺

◎ 新闻里面说，北京又沙尘暴了。

◎ 妈妈告诉智智，明天上学一定要戴好口罩。

◎ 智智问妈妈，如果不带口罩会怎么样呢？

◎ 妈妈对智智说，空气不好会影响我们的身体健康，尤其是对肺影响很大。

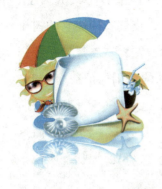

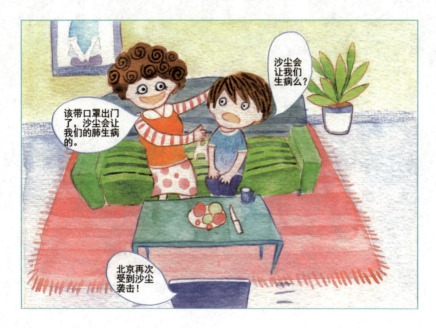

肺是怎样的一个器官？

　　肺是我们人体最重要的器官之一，因为它跟我们最重要的一个生理过程有关，这就是我们的呼吸过程。呼吸是我们维持生命最重要的行为之一，因为我们的肺会把氧气送入我们的身体，并排出废气。

　　肺位于胸腔，左右各一，在人体脏腑中处于最高的位置。左肺由斜裂分为上、下二个肺叶，右肺除斜裂外，还有一水平裂将其分为上、中、下三个肺叶。肺就像是一棵倒置的树，气管、支气管构成它的树干和树枝。最粗的是气管和分叉出来的左右支气管，左、右支气管在肺门分成第二级支气管，第二级支气管及其分支所辖的范围构成一个肺叶，每支第二级支气管又分出第三级支气管，每支第三级支气管及其分支所辖的范围构成一个肺段，支气管在肺内反复分支可达 23～25 级，而这些支气管的末端是叫做肺泡的结构。肺内含有空气，呈海绵状，质地柔软，里面富含毛细血管，方便气体的交换。

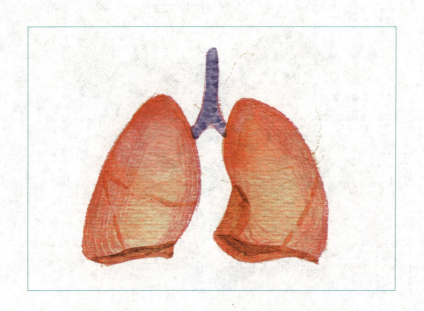

肺有着自清洁的作用，它会自己清理血液来保持呼吸道的畅通。在气管里面有异物的时候，肺黏膜就会产生黏液把他们包裹住，然后通过咳嗽把这些脏东西吐出来，这些就是痰液。肺的颜色随年龄、职业而不同，一般小孩是淡红色的，而成人由于多年吸入的灰尘和其他脏东西比较多，一般是深灰色，并混有很多黑色斑点。如果是吸烟的人，他的肺会呈现一种灰黑色。

肺是怎么呼吸的?

我们的身体需要新鲜的氧气来维持我们新陈代谢，我们在进行新陈代谢过程中，经呼吸系统不断地从外界吸入氧，由循环系统将氧运送至全身的组织和细胞，同时将细胞和组织所产生的二氧化碳再通过循环系统运送到呼吸系统排出体外。因此，呼吸系统由气体通行的呼吸道和气体交换的肺所组成。

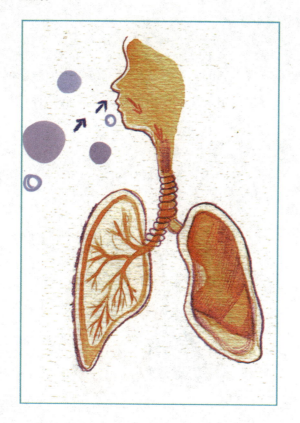

肺是我们用来呼吸的内脏，从外界空气中吸入氧，使氧气进入肺部血液，再运输到身体各部位使用。另一方面，肺部血液里的二氧化碳则

渗透到气泡里，再排出体外。

　　肺有二套血管系统：一套是循环于心和肺之间的肺动脉和肺静脉，属于肺的机能性血管。肺动脉从右心室发出伴支气管入肺，随支气管反复分支，最后形成毛细血管网包绕在肺泡周围，之后逐渐汇集成肺静脉，流回左心房。另一套是营养性血管叫支气管动、静脉，发自胸主动脉，攀附于支气管壁，随支气管分支而分布，营养肺内支气管的壁、肺血管壁和脏胸膜。

肺部常见的疾病是？

　　我们的肺是非常脆弱的，空气污染、细菌病毒的感染都有可能让肺生病。在我们日常生活中，比较常见的肺病有下面几种。

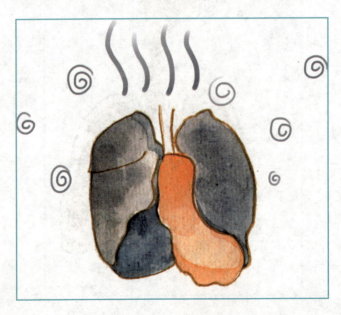

　　肺炎是最常见的肺部疾病，通常情况下是由于肺部细菌、真菌或者病毒感染所引起的，有的时候寄生虫或者吸入异物也会造成肺炎。肺炎

的种类很多，根据病理学可以分为：大叶肺炎、支气管肺炎、间质肺炎及毛细支气管炎等。肺炎常常会表现为寒战、高热常伴有头痛、全身肌肉酸痛，食量减少；咳嗽、咳痰；胸痛。严重的还会造成呼吸困难，影响气体交换，使动脉血氧饱和度下降而出现紫绀。此外少数肺炎患者还有有恶心、呕吐、腹胀或腹泻等胃肠道症状。严重感染者可出现神志模糊、烦躁、嗜睡、昏迷等。

常见的肺部疾病还有肺结核、尘肺、肺气肿、肺癌，等等。肺部疾病对身体的影响非常大，如果发现有不舒服的症状，一定要尽快治疗。

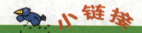

吸烟等于"自杀"

我们从小就听老师告诉我们，吸烟是有害我们的身体健康的，尤其是香烟中的尼古丁会对我们的肺造成很大的伤害。

最近有人说，尼古丁并不会对我们的肺造成直接的伤害，科学家的实验也证实了这个说法。但是，吸烟确实能够伤害肺。在肺部的23～25级支气管中，分布着很多排列整齐的"毛刷子"，通过这些"毛刷子"进行一层一层的"净化"工作，使我们吸入空气中的有害物质排出肺部，从而使肺泡纯净。而吸烟能够使这些毛刷子停止工作！可以想象，如果每天毛刷子都停止工作一段时间，而我们人类每天又吸入各种有害气体，例如城市空气，工厂，汽车等排出的毒气，那么肺部在短时间必定受到伤害。尤其是香烟里面有焦油等有毒物质，长时间吸烟如果不加保护，可能恶变成肺癌。专家指出，70% ~ 80% 的肺癌与吸烟（包括被动吸烟）相关。所以我们如果有家人或者朋友吸烟一定要提醒他们考虑自己的健康，也为自己亲人和朋友的健康考虑去戒烟。

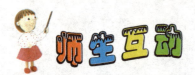

师生互动

学生：那么要怎样保护我们的肺呢？

老师：我们都希望呼吸到新鲜的空气，但是外面的环境可能达不到我们的要求，那么我们就只能自己做好保护。在没有事情的时候，尽量少去人群拥挤的封闭场所；户外运动的时候，尽量挑选空气质量比较好的地方或者是在室内运动。如果必须出门而外面空气污染又比较严重，可以选择佩戴口罩来帮助过滤。另外，我们还可以练习主动咳嗽的方法。主动咳嗽会在呼吸道产生巨大气流，能起到及时清扫、保护肺脏的作用；同时，猛烈的咳嗽还能够增加胸廓内部的压力，进而增强肺活量，提升肺的免疫力，对人体有益。

在平时，我们可以经常做一些深呼吸的训练，并且多做有氧运动，这样可以活化我们的肺部细胞，增加肺活量。吸烟有害健康，环境里面的烟气对周围的人都是有害的，我国已经颁布公共场所禁止吸烟的条文，所以如果看到公共场所有人吸烟，可以提醒他们。

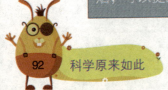

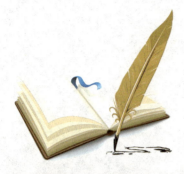

身体内的液体

◎天气变热了，智智从外面玩回来，满头大汗。

◎妈妈看到智智，叫他回来喝水。

◎智智一边喝水，妈妈一边对智智说水的重要性。

◎妈妈告诉智智，水是生命之源，人体大部分是水组成的。

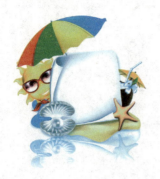

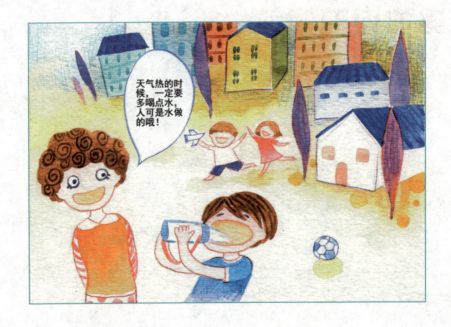

我们的身体是由水组成的？

　　几亿年前，生命从大海里诞生，慢慢地演化和发育。渐渐地有生物爬上陆地，演化出了我们人类。从某种意义上说，我们人类从来就没离开过水。

　　说人是由水组成的一点都不为过，我们身体中各种各样的液体加起来，占我们总体重的 2/3 还多。当我们不小心把手划破了，就会流血；吃东西的时候，嘴巴会分泌唾液；在外面跑着玩的时候，身上就会出汗。以上这些如：血液、唾液、汗液都是体液的一种，除此之外，体液还包括脑脊髓液、各种消化液、尿液，等等。这些体液对我们身体非常重要，分析他们的成分还对我们的健康评估、疾病诊断和治疗有很大帮助。

血液是我们人体最重要的体液

我们都知道，血液就是流动在我们的血管里面的不透明红色液体。血液并不是像我们想象中一样，是充满营养物质的液体，而是包含各种各样物质的"杂烩汤"。血液的主要成分为血浆、血细胞。血浆为浅黄色半透明液体，其中除含有大量水分以外，还有无机盐、纤维蛋白原、白蛋白、球蛋白、酶、激素、各种营养物质、代谢产物等。这些物质都具有重要的生理功能。血浆的主要功能是运载血细胞，运送营养物质和废物。血浆大约占血液的百分之五十五。

血细胞分为三类：红细胞、白细胞、血小板。在机体的生命过程中，血细胞不断地新陈代谢。红细胞的平均寿命约 120 天，颗粒白细胞和血小板的生存期限一般不超过 10 天。血细胞及血小板的产生来自造血器官，红血细胞、有粒白血细胞及血小板由红骨髓产生，无粒白血细胞则由淋巴结和脾脏产生。

运输是血液的基本功能，自肺吸入的氧气以及由消化道吸收的营养物质，都依靠血液运输才能到达全身各组织。同时组织代谢产生的二氧化碳与其他废物也赖血液运输到肺、肾等处排泄，从而保证身体正常代谢的进行。血液的运输并不只是靠液体的可溶性，大部分是由红细胞来完成运输的。由于血液不断循环及其与各部分体液之间广泛连通，故对

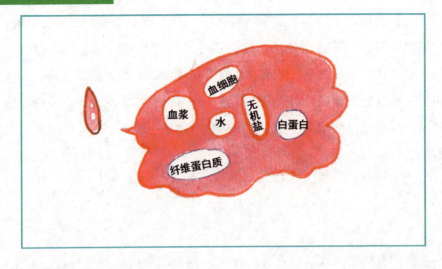

体内水和电解质的平衡、酸碱度平衡以及体温的恒定等都起决定性的作用。血液还有免疫和止血等功能。例如，血液中的白细胞能吞噬并分解外来的微生物和体内衰老、死亡的组织细胞，有的则为免疫细胞，血浆中的抗体如抗毒素、溶菌素等均能防御或消灭入侵机体的细菌和毒素。上述防御功能也即指血液的免疫防御功能，主要靠白细胞实现。此外，血液凝固对血管损伤起防御作用。

输血与血型

人体内的血液量大约是体重的 7%～8%，如体重 60 公斤，则血液量约 4200～4800 毫升。各种原因引起的血管破裂都可导致出血，如果失血量较少，不超过总血量的 10%，则通过身体的自我调节，可以很快恢复；如果失血量较大，达总血量的 20% 时，则出现脉搏加快，血压下降等症状；如果在短时间内丧失的血液达全身血液的 30% 或更多，就可能危及生命。

输血并不是简单地把别人的血输入自己体内，因为不相容的血型输

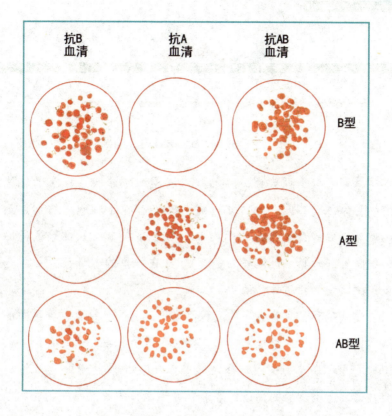

抗B
血清　　　　　抗A
血清　　　　　抗AB
血清

B型

A型

AB型

血可能导致溶血反应的发生，造成溶血性贫血、肾衰竭、休克以至死亡。血型一般分 A、B、AB 和 O 四种，另外还有 Rh 阴性血型、MNSSU 血型、P 型血、和 D 缺失型血等极为稀少的 10 余种血型系统。血型由血红细胞表面的特殊抗原所决定，就拿 A、B、O 型血分类来看：A 型血含有 A 型抗原，B 型血含有 B 型抗原，AB 型血含有 A 和 B 型抗原，O 型没有。

　　所以 AB 型可以接受任何血型的血液输入，因此被称作万能受血者，O 型可以输出给任何血型的人体内，因此被称作万能输血者。不过，尽管不同血型之间的输送是可以的，但一般只能在紧急状况下小量的输送，不能大量。要大量输血的话，最好还是相同血型之间为好。

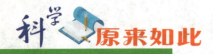
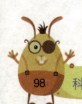

小链接

身体其他的体液

体液可分为两大部分：细胞内液和细胞外液。存在于细胞内的称为细胞内液，约占体重的40%，存在于细胞外的称为细胞外液。细胞外液又分为两类：一类是存在于组织细胞之间的组织间液（包括淋巴液和脑脊液），约占体重的16%。另一类是血液的血浆（约占体重的4%）。

唾液是我们了解最多的一种体液了。它是一种无色且稀薄的液体，被人们俗称为口水。它主要由唾液腺分泌。人每日能分泌1000～1500毫升的唾液。唾液的基本生理功能是湿润和清洁口腔，消灭产生齿垢的细菌，溶解有害于牙齿的物质，软化食物以便于吞咽，还能分解淀粉，有消化作用。如果唾液中的淀粉酶减弱，就会影响食物的消化，并由于无法保护胃黏膜免受胃酸损害，易导致胃肠炎症或溃疡。

还有我们最常见的汗液也是一种。汗液是由汗腺分泌的液体。由于外界气温升高，或体内产热增加所致的热刺激引起的发汗称知觉发汗。此时发汗区域分布广，全身各部位皮肤，尤以前额、颈部、躯干前后、腰部、手背及前臂等部位最多；其次为颈、躯干侧面及四肢大部分；再次为股内侧面及腋下；最少是手掌和足。人体通过水分蒸发带走体内热量，保持体温正常范围内的生理活动。

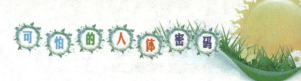
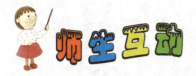

师生互动

学生：献血对身体有什么危害吗？

老师：我们平时献血一般为 200～400 毫升。人的血液总量为 4000～5000 毫升，而一次献血 200 毫升仅占总血量的 1/20～1/25，决不会影响健康。

很多人献血首先想到的是救死扶伤，现在，大量科学研究证明，献血者在为社会奉献爱心的同时，无意中也改善了自己的身体状况，为自我健康进行了"投资"。献血对心脑管系统有良好的远期影响：可预防、缓解血液黏稠度，降低心脑血管病的发生；经常献血可提高造血功能；男子献血可减少癌症的发生率；可促进、改善心理健康。

不过，一般到 18 岁之后才能献血，年龄最大为 55 岁。身体健康，体重男性在 50KG 以上，女性在 45KG 以上。献血前必须做必要的血液检查，符合要求才可以献血。

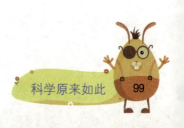

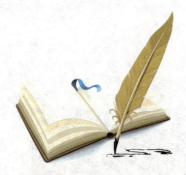

遍布全身的血管——动脉和静脉

◎智智生病了，发高烧。

◎妈妈带智智去医院打吊针。

◎智智问妈妈，为什么打吊针可以治病啊。

◎妈妈告诉智智，我们把药品直接注入血液里面，随着血液循环直接到达我们生病的地方，我们的病自然就好得快啦！

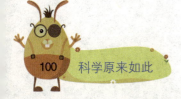

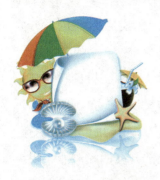

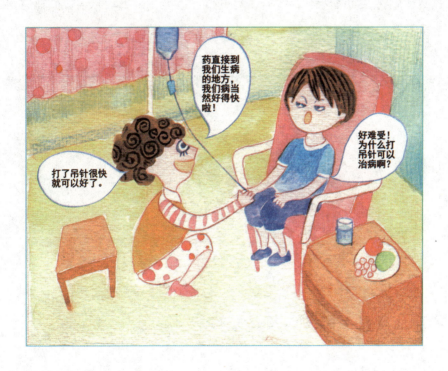

血管是什么？

在我们的手背上面，可以看到青色的细的突起，这就是我们的血管啦。一般情况下，男性的脂肪层比较薄，所以手和手臂上面的血管会更加明显一点。血管是指血液流过的一系列管道。血管由内而外分为三层，不同功能的血管结构也略有不同。人体除角膜、毛发、指（趾）甲、牙质及上皮等处外，血管遍布全身。按血管的构造功能不同，分为动脉、静脉和毛细血管三种。

　　动脉从心脏将血液带至身体组织，静脉将血液自组织间带回心脏，微血管则连接动脉与静脉，是血液与组织间物质交换的主要场所。各种生物拥有的血管形态各不相同。开放式循环生物，如昆虫，只有动脉。血液自动脉流出直接接触身体组织，再由心脏上的开孔回收血液。闭锁式循环生物，如哺乳类、鸟类、爬虫类、鱼类，则由动脉连接微血管再接至静脉，最后回归心脏。

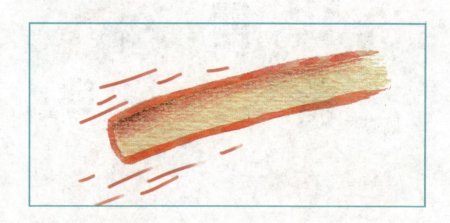

动脉血管是由哪些血管组成的？

　　动脉是新鲜血液流入身体的血管。主动脉是最大的动脉，是大循环中的动脉主干，全程可分为三段，即升主动脉、主动脉弓和降主动脉。降主动脉又可再分为胸主动脉和腹主动脉。升主动脉，起自左心室，在起始部发出左、右冠状动脉营养心脏壁。主动脉弓，是升主动脉的直接延续。胸主动脉，是主动脉弓的直接延续，沿脊柱前方下降，穿过膈肌主动脉裂孔移行为腹主动脉。腹主动脉则是胸主动脉的延续。

　　头颈部的动脉主要来源于颈总动脉，少部分的分支从锁骨下动脉发出。左侧颈总动脉直接发自主动脉弓，右侧者起于头臂干。起始后沿气管和食管的外侧上升，至甲状软骨上缘平面分为颈内动脉和颈外动脉两支。颈内动脉经颅底的颈动脉管入颅，分布于脑和视器。颈外动脉，上行至下颌颈处分为颞浅动脉和上颌动脉两个终支。沿途的主要分支有甲状腺上动脉、舌动脉和面动脉等，分布于甲状腺、喉及头面部的浅、深层结构。

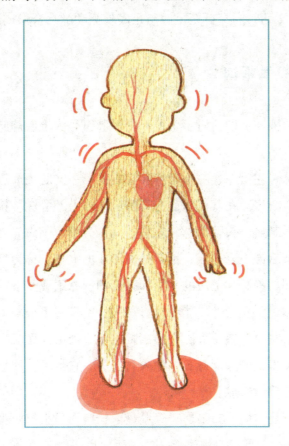

　　上肢动脉的主干是锁骨下动脉，下面有腋动脉、椎动脉、肱动脉；胸部的动脉主要起源于主动脉，其分支有壁支和脏支两类；腹部的动脉

主要发自腹主动脉，也有壁支和脏支两类；盆部的动脉，包括腹主动脉在第4腰椎体的左前方，分为左、右髂总动脉；股动脉在腹股沟韧带中点深面由髂外动脉延续而来，经股前部下行，在股下部穿向后行至腘窝，移行为腘动脉。腘动脉在腘窝深部下行，在膝关节下方分为胫后动脉和胫前动脉。胫后动脉沿小腿后部深层下行，经内踝后方至足底分为足底内侧动脉和足底外侧动脉。胫前动脉起始后经胫腓骨之间穿行向前，至小腿前部下行，越过踝关节前面至足背，移行为足背动脉，足背动脉在第1、2跖骨间穿行至足底与足底外侧动脉吻合形成足底动脉弓。

静脉血管和毛细血管

静脉是血液回流的血管，大循环的静脉可分为上腔静脉系、下腔静脉系和心静脉系。

上腔静脉。它由左、右头臂静脉在右侧第一胸肋关节后合成，垂直下行，汇入右心房。在其汇入前有奇静脉注入上腔静脉。接纳头颈、上肢和胸部和静脉血。头臂静脉，左右各一，分别由颈内静脉和锁骨下静脉在胸锁关节后方汇合而成，汇合处所形成的夹角，称为静脉角。

它由头部的静脉、上肢的静脉和胸部的静脉组成。下腔静脉系：下腔静脉是人体最大的静脉，接受膈以下各体部（下肢、盆部和腹部）的静脉血，由左、右髂总静脉在第四腰椎下缘处汇合而成，沿腹主动脉右侧上行，穿过膈的腔静脉孔，注入右心房。它由下肢的静脉、盆部的静脉和腹部的静脉组成。

毛细血管是体内分布最广、管壁最薄、口径最小的血管，仅能容纳1个红细胞通过，是新旧物质交换的场所，也叫做微循环。毛细血管的内径平均约为 $8\mu m$，长 $0.2 \sim 4mm$，它们互相联系成网状，布满全身，毛细血管总横断面积大于主动脉数百倍。平时一般仅有小部分毛细血管轮流开放。由于毛细血管壁薄，和有较高通透性，使血液中的氧气和营养物质能通过管壁进入组织，组织中的二氧化碳和代谢产物也能通过管壁进入血液，从而完成血液与组织间的气体交换和物质交换。各器官和组织内毛细血管网的疏密程度差别很大，代谢旺盛的组织和器官如骨骼肌、心肌、肺、肾和许多腺体，毛细血管网很密；代谢较低的组织如骨、肌腱和韧带等，毛细血管网则较稀疏。

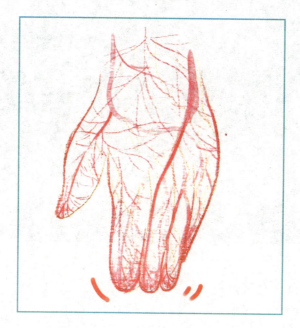

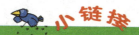 小链接

数字血管

　　每平方人体皮肤包含 19 英尺血管，血管总长 62000 英里（1 英里 =1. 61 千米）以上，如果全部首尾相接，大概可以绕地球 2.5 圈。

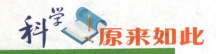

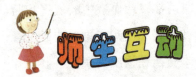

　　学生：经常打吊针会对我们的身体产生影响么？

　　老师：打吊针，也就是医学上面所说的静脉注射。这种方法能够快速有效让药物直接进入人体的血液循环，避免胃液对药物的消化和肌肉注射吸收较慢，可以迅速的补充身体所缺失的营养物质和血液，通常在我们突发疾病或者是病情非常严重的时候，可以选择。

　　但是如果频繁的静脉注射，会影响心脏和血管的功能，有可能会造成电解质失衡。而且，由于经常大量的使用药物，有可能会增加身体的抗药性，在出现紧急情况的时候反而没有办法解救。所以，不要随意进行静脉注射。

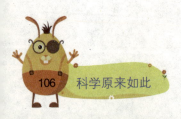

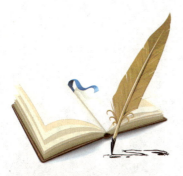

食物旅行记——消化系统

◎智智在上课，快到中午了，肚子饿得咕咕叫。

◎智智在想，为什么肚子会叫？难道是肚子里有什么东西？

◎智智下课之后去问老师，为什么肚子会叫。老师说，因为你的胃已经消化了食物，胃里有空隙，空气在里面窜就会有声音。

◎其实食物的消化是要依靠食管、胃、肠道等部分，各司其职，共同完成的。

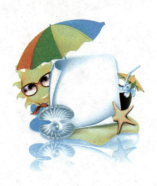

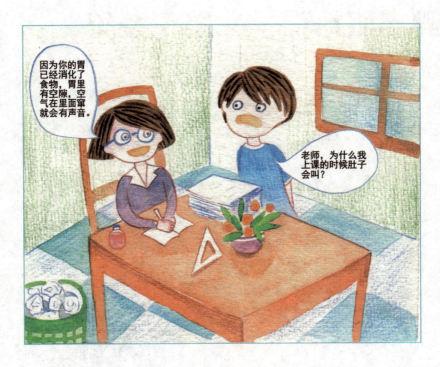

消化系统是什么？

每一天我们的嘴都没有闲着，一日三餐各种的鸡鸭鱼肉蔬菜水果，还有吃的薯片面包和其他零食，他们统统通过我们的嘴巴进入了我们的身体里面。而我们的消化系统，就是负责把这些东西变成两个部分：一

kepaderentimima

个部分是我们可以利用的营养物质，然后把他们吸收掉；另一部分则是我们不能够使用的东西，就把他们扔出去。

很多时候我们以为，我们的消化系统就是一条像橡皮管道一样的东西，食物从管道一头进去之后被挑挑拣拣，然后从管道另一头出来。其实这只是我们消化系统的一部分，就是消化道。消化系统还有着另外一些重要的器官在工作，他们是消化腺。他们能把食物真正变成我们可以吸收的营养物质，而不会把他们随着粪便排泄掉。

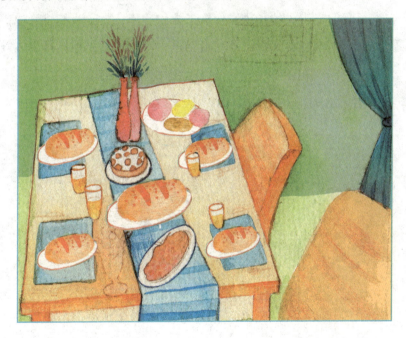

食物在我们身体里经过了怎样的旅行？

食物最先到达的是我们的嘴。当一整块食物进入我们的嘴的时候，我们用牙齿把他们弄碎，并且在舌头的帮助下把这些嚼碎了的食物与口腔里分泌的唾液充分搅拌，随后，喉咙张开，食物进入我们的食道。

食道通向了我们重要的消化器官：胃。不过在进入胃之前，食道和

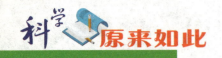
胃的接口处还有一个叫做贲门的结构，这个结构就像是胃的一个门，当食物进入之后，门就会掩上，防止食物顺着食道又返回去。食物会在我们的胃里待比较长的一段时间，之后，就会进入我们的肠道。

肠道是我们消化系统最长的一部分，如果不是曲曲折折的叠放在我们的身体里，这些管道能从教室的这头拉到那头。肠道的前部是小肠，是我们吸收大部分食物的场所。食物在经过了我们的小肠之后，大部分营养已经被吸收掉，这时再经过盲肠和结肠吸收大部分的水分，食物就完全告别了我们吃进去的样子，变成了食物残渣，就是我们排除他们时的样子。最后，这些食物残渣停在直肠里，等待我们把他们排出体外。

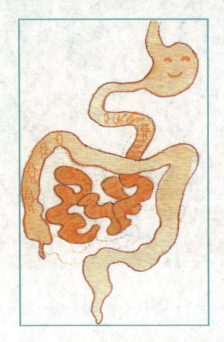

消化腺在我们的消化过程中都起到了怎样的作用？

我们上面所说的食物经历的过程似乎已经非常的完整了，其实我们忽略了很多细节。你好奇食物是怎样被我们所消化和吸收的吗？

这就是我们消化腺的功劳了。消化腺有小消化腺和大消化腺两种。小消化腺散在消化管各部的管壁内，大消化腺有唾液腺、肝和胰，它们均借助导管，将分泌物排入消化管内。

唾液腺主要分泌唾液和唾液淀粉酶，是我们食物经过的第一道消化过程，这个过程主要将淀粉初步分解成麦芽糖。胃腺分泌胃液，主要是消化蛋白质。肝脏的消化比较特殊，是有囊分泌胆汁完成的。胆汁并没有像其他消化液一样分解我们的食物，而是将大分子的脂肪初步分解成小分子的脂肪，这个过程称为物理消化，也称作"乳化"。胰脏是肠道消化的重要器官，主要分泌胰液，分解糖类，脂肪，蛋白质。肠道里还有肠腺分泌的肠液，进一步将麦芽糖分解成葡萄糖，将多肽分解成氨基酸，将小分子的脂肪分解成甘油和脂肪酸。这时候，所得到的葡萄糖、氨基酸、甘油和脂肪酸就能够直接被我们人体所吸收了。

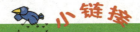

小链接

不同的食物在胃肠内是怎样被消化和吸收的

食物在消化道内的这种分解过程称为"消化"。食物经过消化后，通过消化管黏膜上皮细胞进入血液循环的过程叫"吸收"。消化和吸收是两个紧密相连的过程。

我们日常所吃的食物中的营养成分，主要包括碳水化合物、蛋白质、脂肪、维生素、无机盐和水。这其中，除了维生素、无机盐和水可直接吸收外，其他都是复杂的大分子有机物，无法通过我们肠道表面的细胞黏膜直接吸收。必须分解成结构简单的小分子物质，才能通过消化道的黏膜进入血液，送到身体各处供组织细胞利用。

首先是重要能量来源碳水化合物，他们大部分是由淀粉组成。首先，我们口腔里的唾液会把他们初步消化为麦芽糖，然后自小肠里被肠液和胰液进一步消化为葡萄糖，然后被我们小肠的毛细血管吸收。

蛋白质的消化则是从胃部开始的。胃液把所有事物变成粥状的食糜，在这里蛋白质会初步消化为蛋白胨，再由小肠中由肠液及胰液消化为氨基酸。他们也全部被毛细血管吸收。

脂肪的消化主要是由胆汁先分解成小分子的脂肪，再由肠液和胰液消化为甘油和脂肪酸。由于他们的分子比较大，所以只有一部分是被毛细血管吸收，大部分是毛细淋巴管吸收的。

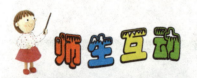

师生互动

学生：怎样保护我们的消化系统呢？

老师：我们的消化系统连接着外界，所以很容易会受到外界有害物质的影响，所以最重要的是要保证饮食健康，避免病从口入。

多吃一些对肠道有好处的东西，比如纤维含量较高的食物，多喝水，适当的喝一些酸奶之类的饮料来帮助我们消化食物。

最后还要注意的是，要养成良好的饮食习惯。不要暴饮暴食，不要在睡前吃大量的食物，吃饭定时定量，饭后不要做剧烈的运动。

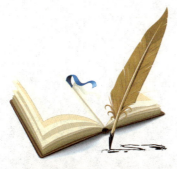

自身的调节剂——激素

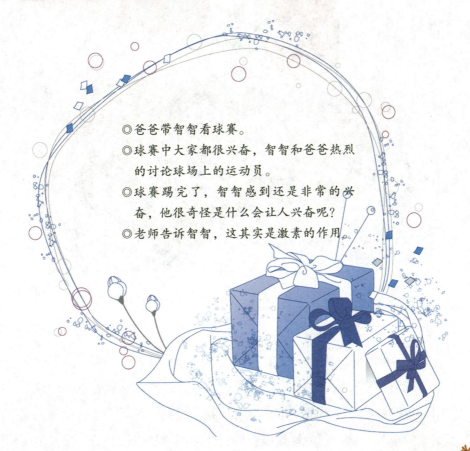

◎爸爸带智智看球赛。

◎球赛中大家都很兴奋，智智和爸爸热烈的讨论球场上的运动员。

◎球赛踢完了，智智感到还是非常的兴奋，他很奇怪是什么会让人兴奋呢？

◎老师告诉智智，这其实是激素的作用

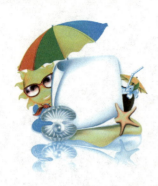

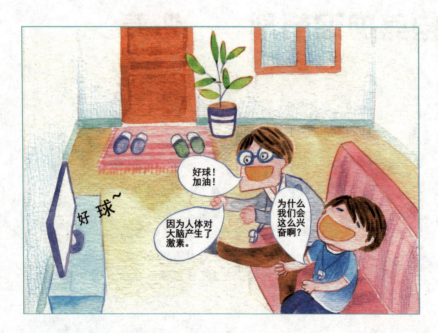

激素是什么?

　　激素,我们有的时候又把它叫做荷尔蒙。平时,我们对它的了解非常少,殊不知它对身体的代谢、生长、发育、性别等都起着重要的调节作用。我们有的时候看动物世界会发现经常说到,春天来了,动物们到了交配的季节。这种行为就是靠着他们体内的激素来控制的。激素由高度分化的内分泌细胞合成并直接分泌化学信息物质进入血液，它通过调节各种组织细胞的代谢活动来影响人体的生理活动。它是我们生命中的重要物质。

激素的种类很多，包括生长激素、性激素、肾上腺素、胰岛素，等等。

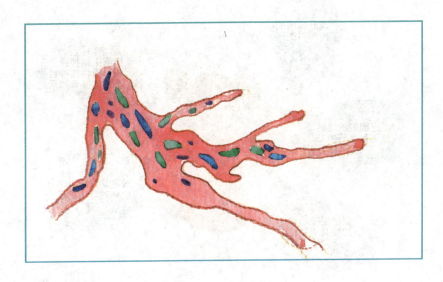

激素是怎样产生和作用的？

激素是内分泌细胞制造的。内分泌细胞是一种特殊的高度分化的细胞，人体内分泌细胞有群居和散住两种。群居的形成了内分泌腺，如脑垂体、甲状腺、胰岛等。散住的如胃肠黏膜中有胃肠激素细胞，丘脑下部分泌肽类激素细胞等。

激素是调节机体正常活动的重要物质。它们中的任何一种都不能在体内发动一个新的代谢过程。它们也不直接参与物质或能量的转换，只是直接或间接地促进或减慢体内原有的代谢过程。比如生长和发育，生长激素或其他相关激素增加，可加快这一进程，减少则使生长发育迟缓。激素对人类的繁殖、生长、发育、各种其他生理功能、行为变化以及适应内外环境等，都能发挥重要的调节作用。一旦激素分泌失衡，便会带来疾病。

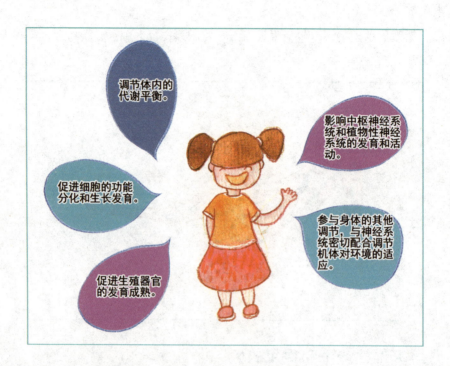

调节体内的代谢平衡。

影响中枢神经系统和植物性神经系统的发育和活动。

促进细胞的功能分化和生长发育。

参与身体的其他调节，与神经系统密切配合调节机体对环境的适应。

促进生殖器官的发育成熟。

　　每一种激素都只对一定的组织或细胞发挥特有的作用，就好比激素是带有导航系统的子弹，而特定的组织和细胞则是靶子。人体的每一种组织、细胞，都可成为这种或那种激素的靶组织或靶细胞。而每一种激素，又可以选择一种或几种组织、细胞作为本激素的靶组织或靶细胞。如生长激素可以在骨骼、肌肉、结缔组织和内脏上发挥特有作用，使人体长得高大粗壮。而同样的对于肌肉，雄性激素也会对其产生作用。

　　激素本身，并不能引起新的生理活动，只是起到一个信使的作用：传递生理过程的信息，加速或者减慢生理过程。激素对身体的调节虽然过程比较复杂，但是就作用上来看我们可以把他们分为五个方面：

　　第一，调节体内的代谢平衡。通过调节蛋白质、糖和脂肪等三大营养物质和水、盐等代谢，为生命活动供给能量，如胰岛素。

第二，促进细胞的功能分化和生长发育。他们负责影响和控制细胞的增殖与分化、衰老，各组织、各器官的正常生长、发育，以及细胞的更新。例如生长激素、甲状腺激素、性激素等都是促进生长发育的激素。

第三，促进生殖器官的发育成熟，影响生殖功能，以及性激素的分泌和调节，主要是由性激素提供。

第四，影响中枢神经系统和植物性神经系统的发育及其活动。

第五，参与身体的其他调节，与神经系统密切配合调节机体对环境的适应。

激素对健康的影响是什么？

激素在人体内的量虽然不多，但是对健康却有很大的影响，缺乏或是过多引发各种疾病，例如：生长激素分泌过多就会引起巨人症，分泌过少就会造成侏儒症；而甲状腺素分泌过多就会引发心悸、手汗等症状，分泌过少就易导致肥胖、嗜睡等；胰岛素分泌不足就会导致糖尿病。许多激素制剂以及人工合成产物在医学上及畜牧业中有重要用途。

许多激素制剂及其人工合成的产物应用于临床治疗及农业生产。利用遗传工程的方法使细菌生产某些激素，

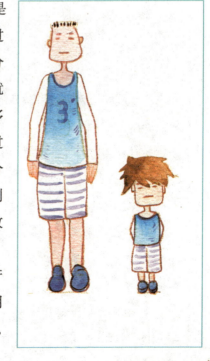

如生长激素、胰岛素等已经成为现实，并已广泛应用于临床上，成为治疗糖尿病，侏儒症等的良药。在医疗过程中，我们常常使用一些激素类的药物来治疗疾病。激素可以用于治疗炎症和防止炎症的后遗症，可以用于角膜炎、结核性脑膜炎、心包炎、损伤性关节炎和烧伤。过敏性疾病，包括严重的过敏反应和移植手术后的排斥反应也可以通过激素治疗来控制。另外，它们还可以用于治疗血液疾病。但是激素类药物也会带来一定的副作用，包括一些并发症、情绪障碍、骨质疏松等。

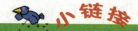

小链接

兴奋剂

我们经常会听说有一些运动员因为服用兴奋剂而被禁赛或者剥夺奖牌。其中有很大一部分就是激素类药物。

运动员使用激素类兴奋剂主要拟交感神经类、合成类固醇类和内源性肽类激素。使用激素的目的主要是增加肌肉生长发育、去除疲劳感、增加肌肉爆发力、减少兴奋反应时间，等等。激素类的药物对身体会有很大的影响，经常会引起一些中毒症状，包括心动过速、血压升高、恶心呕吐等，长期服用对身体的伤害更大，会对心脏、神经系统和性功能都造成难以修复的伤害。

运动员使用兴奋剂是一种欺骗行为，不符合诚实和公平竞争的体育道德。使用兴奋剂既违反体育法规，又有悖于基本的体育道德。

更重要的是，对运动员本身甚至家庭都会造成伤害。为了一时的荣誉而服用兴奋剂是非常错误的。

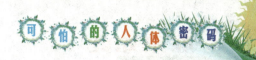
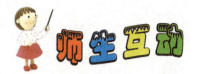

学生：怎么调节我们身体中的激素呢？

老师：一方面要杜绝一些不好的习惯，比如晚睡晚起、三餐不规律等。要养成良好的饮食和睡眠习惯。

另一方面要注意激素类药物的使用说明，一定要听医生的话。

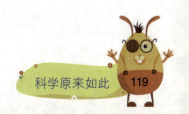

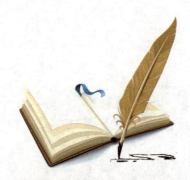

身体司令部——脑

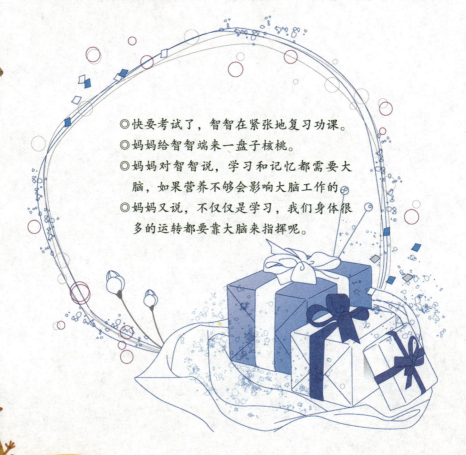

◎快要考试了，智智在紧张地复习功课。

◎妈妈给智智端来一盘子核桃。

◎妈妈对智智说，学习和记忆都需要大脑，如果营养不够会影响大脑工作的。

◎妈妈又说，不仅仅是学习，我们身体很多的运转都要靠大脑来指挥呢。

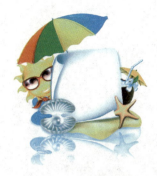

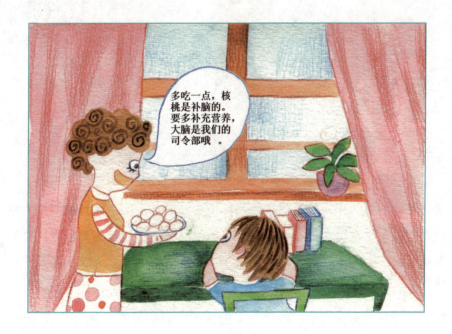

了解我们的脑

脑在我们身体最上面的头腔里面，我们每天都在使用它，不过很多时候我们并不知道。人作为拥有高等智慧的生命，最重要的就是我们发达的头脑。

拥有脑并不是人类的专利。就拿鱼类来说，它的头部就有着非常小

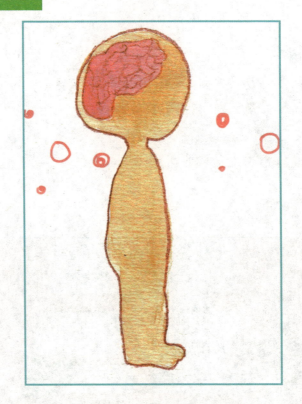

的一块脑组织。和我们是近亲的灵长类动物也有大脑，而且他们的大脑相对其他动物来说显得很大而且重。不过没有动物能像人类拥有这样复杂和精密的大脑。

人类的脑是在长期进化过程中发展起来的。包括颅骨、脑干、小脑、丘脑和大脑。其中，颅骨是保护脑子的骨质外壳，脑干负责呼吸、消化、心跳等一些无意识行为，小脑负责协调肌肉运动、神经反射和身体平衡，丘脑是感觉传导的接替站，而大脑则是人体的思维中枢。

成人的大脑约为1400克左右，包括端脑和间脑，端脑包括左右大脑半球，是控制运动、产生感觉及实现高级脑功能的高级神经中枢。端脑由约140亿个细胞构成。大脑在结构上，分为大脑皮质、大脑髓质和基底核。皮质是被覆在端脑表面的灰质，主要由神经元的胞体构成。皮质的深部由神经纤维形成的髓质或白质构成。髓质中又有灰质团块即基底核，纹状体是其中的主要部分。

大脑的左右分工？

我们的大脑分为左右半脑，有意思的是，左右半脑所控制的人的具体行为是不同的。通常来说，左半脑控制人的具体行为，比如逻辑运算、语言表达，而右半脑则控制人的想象活动，比如音乐艺术、情绪情感和空间想象。

人的左右半脑是不平衡发展的，这使得我们在使用我们身体的时候有一个偏好，尤其是对手的时候。统计显示，人类绝大多数是左脑发达，也就是说大部分的人是右利手，也就是我们所说的右撇子。相对的，全球有约 10% 右脑比较发达，他们就是我们所说的左撇子。左撇子不是一种病态，而是我们大脑正常发育的结果。

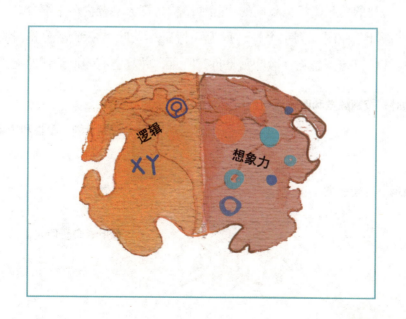

而左右脑的发育程度不同，隐含了很多特质和天赋的秘密：右半脑发达的人知觉、想象力方面有可能更强一些；而左半脑发达的人思索问题以及处理事情反应方面有可能更快一些。右脑最重要的贡献是创造性思维，所以我们会发现，有的时候"左撇子"会显得比"右撇子"思维更加活跃，常常是人群中的"点子王"。

男性和女性的大脑发育也是有一定的差别的。最大区别主要是大脑皮层的构造不同。女性大脑的沟通交流能力特别发达，她们细致、敏感，能够通过察言观色来了解对方的心理，直觉也很灵敏。从构造上看，女性左右脑的脑梁部分粗于男性，因此左右脑可以顺利地同时使用。

大脑是怎么指挥我们身体的？

大脑是我们人体的神经中枢，科学家发现，大脑不同的部分功能也是不一样的。我们根据不同的功能和结构，把大脑分为多个部分。

额叶，控制计划、个性、行为和情感；顶叶，控制触觉和四肢活动；枕叶，控制视觉；颞叶则是负责听觉，并且它有短期记忆的能力。

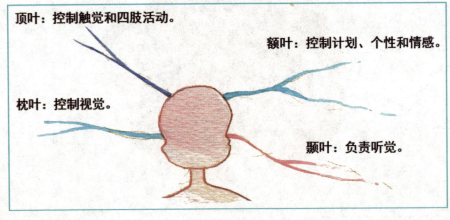

顶叶：控制触觉和四肢活动。

额叶：控制计划、个性和情感。

枕叶：控制视觉。

颞叶：负责听觉。

我们的大脑从外界获得信息，是从我们的感觉器官，例如眼镜、耳朵和皮肤。这些信息经过身体的神经系统传递到我们的脑部，刺激我们的大脑皮层产生知觉信息。获得信息之后，我们的情感中枢发生反应，告诉我们是喜欢还是讨厌，然后通知运动中枢进行活动，再经过神经系统传递给我们的肌肉和四肢。

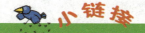

大脑与记忆

大脑皮层厚度约为 2～3 毫米，总面积约为 2200 平方厘米，上面长满了脑细胞。有人计算得到一个人的脑储存信息的容量相当于 1 万个藏书为 1000 万册的图书馆。不过我们并没有觉得记得这么多东西，这是为什么？

以前我们经常说，就算是最善于用脑的人，一生中也仅使用掉脑能力的 10%，但现代科学证明这种观点是错误的，人类对自己的脑使用率是 100%，脑中并没有闲置的细胞，只是不同的细胞有着不同的功能。那么记忆力是由什么决定的呢？我们的大脑记忆分为瞬时记忆、短时记忆和长时记忆。不同的记忆来源使得记忆的类型也是不同的，比如图像记忆、文字记忆、声音记忆、情绪记忆和动作记忆等，它们储存在不同的地方。很多时候，我们的记忆并不是有意识的，也就是说我们的大脑里面其实储存了比我们想象中多的多得信息。不过随着年龄的增长，人的记忆力会随着大脑的老化渐渐减退。

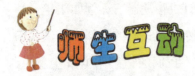

师生互动

学生：怎样保护我们的大脑，并且让我们更加聪明呢？

老师：一个人聪明与否，虽然一定程度上是由先天决定的，但是通过后天的锻炼和努力，我们也可以获得一颗聪明的大脑。就拿爱因斯坦来说，他的大脑比普通人还小了约200克，但是他是全世界公认的最聪明的人之一。大脑的聪明取决于脑细胞之间的突触多少与接触的优劣。形成这种差异与使用、保健、饮食、休息、养护等有关。

首先是要保持大脑的良好工作环境。大脑是全身耗氧量最大的器官，占人体总耗氧量的四分之一，因此氧气充足有助于提高大脑的工作效率，保持高度的注意力。用脑时，需特别注重学习、工作环境的空气质量。此外，要避免过度饥饿，因为大脑工作时需要充足的葡萄糖来补充能量。

其次是锻炼身体。规律的有氧运动包括快走、慢跑、游泳、蹬车、瑜伽等，会让我们的睡眠质量更好，有助于提高脑部与记忆力、注意力等认知功能有关的化学物质水平，从而提升认知功能，食物和营养对大脑的生长发育也非常重要。对大脑生长发育有重要作用的物质主要有脂肪、钙、维生素C、糖、蛋白质、B族维生素、维生素A、维生素E。在日常生活中，多吃富含这些营养物质的食物也可以健脑。

大脑的细胞很有意思，他们在使用中可以生存更多的时间，如果长时间不用的话，反而会迅速死亡。所以大脑是越用越聪明的。比如如果能持续紧张地处理多个任务，大脑同时处理多个事情的能力就会得到提高。多听音乐也对大脑非常有好处。

身体的支架——骨骼

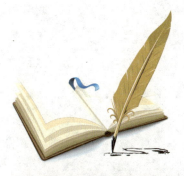

◎ 奶奶上街买菜，不小心摔了一跤。

◎ 奶奶脚踝骨裂，不能走路了。智智觉得很奇怪，为什么看起来外面没有损伤却不能走路了。

◎ 妈妈告诉智智，骨骼是支撑身体的支架，人的运动都需要骨骼的运动。需要打上石膏，让骨骼重新接上，才能走路。

◎ 奶奶经过打石膏，修养，又能正常走路，上街了。

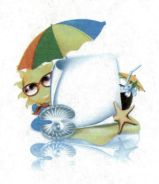

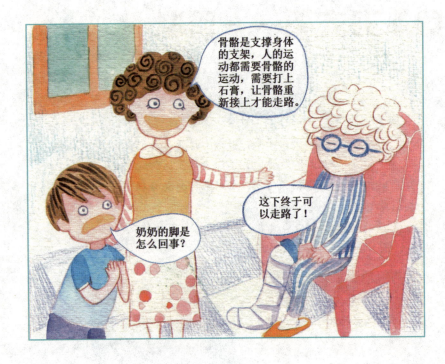

骨骼都有一些什么样的作用呢?

骨骼是组成脊椎动物内骨骼的最主要器官,这种器官是很坚硬的器官,它的主要功能是运动、支持和保护身体,以及制造红细胞和白细胞等,另外,它还能储藏矿物质哦。骨组织是一种密实的结缔组织。骨骼由各种不同的形状组成，它的结构和内在可是相当复杂的哦！它们能让骨骼在减轻重量的同时能够保持坚硬。骨骼的成分之一是矿物质化的骨骼组织，它的内部是一种坚硬的蜂巢状立体结构，当然，它还包括很多其他组织，比如骨髓、骨膜、神经、血管和软骨，等等。

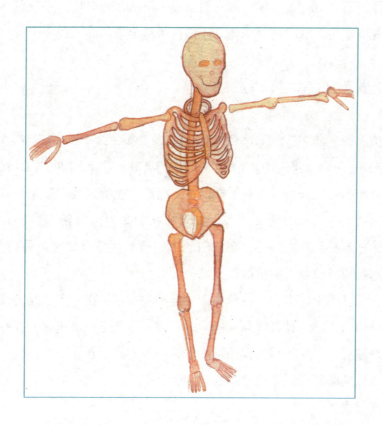

　　人体的骨骼最大的作用就是支撑我们的身体，其中的硬骨组织和软骨组织都是我们人体结缔组织的一部分呢。大人们，也就是我们的爸爸妈妈，他们的骨头一般有两百零六块之多，而我们小孩子，比他们还要多几块哦，我们是两百一十三块。但是随着年龄的增长，我们的骨头数量会越变越少，因为它们会随着时间而慢慢愈合呢！

　　骨头与骨头之间有一些缝隙，这种缝隙叫做关节，这些关节除了软骨是直接连在一起的之外，其余很多软骨都是通过韧带连在一起的哦。

关节并不是单一的哦，它也分成好多部分，比如不动关节和可动关节，等等。如果我们想正常运动的话，只有骨骼是行不通的哦，还需要骨骼肌。骨骼肌另一个名字叫做横纹肌，这种肌肉可以随便活动收缩呢，你想怎么玩就怎么玩。当我们做某一个动作的时候，一般是一对肌肉对两块骨头，也就是一个关节作拮抗所得出来的。

骨骼都是哪些材质构成的啊？

构成骨骼需要三个部分，骨髓骨质以及骨膜，这三部分都有很大的营养物质哦，下面，我们就来了解了解，它们都有一些什么样的营养物质。

骨髓的体内分布着各种各样的神经组织和血管，我们就用长骨来打个比方吧！在长骨的两头，有一种像窝状的东西，这种东西叫做骨松质，你可不要小看它们哦，在它们的中间有非常非常坚硬的骨密质哦！这些都是构成骨骼很关键的重要部分呢。

在长骨的中间呢，有一种叫做骨髓腔的东西，这种东西是长骨里面最坚硬的东西哦。骨髓腔和骨松质的缝隙，也就是关节里面，存在着很多的骨髓呢。这些骨髓的作用可大了，因为它有制造血的功能呢。但是这种造血功能不会一直陪伴着我们，当我们慢慢长大的时候，这种功能也会慢慢变少。

骨膜又是一种什么样的东西呢？简单点说，就是一种盖在骨骼表面的膜，这种膜可不是我们平时见到的那种塑料膜，而是一种有很多丰富的血管和神经组织的膜，它的最大作用就是为我们的骨质提供营养。另外，骨膜的内部还有能生长骨头的细胞哦，这些细胞都能增生我们的骨层，还能让我们受到外界伤害的骨头组织得到愈合哦！

接下来呢，就是骨质了，骨质是由有机物和无机物组成的，有机物

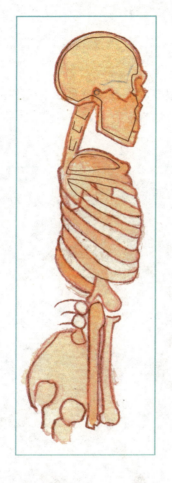

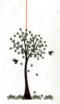

很简单，我们平时在生活中都能经常遇到，那就是蛋白质，这些蛋白质能让我们的骨头变得更加有韧性哦！而无机物就不同了，它主要是由钙质和磷质组成的，它最大的功能就是让我们的骨头越变越坚硬呢！

这下明白了吧，我们人体的骨骼就是靠很多个这样的有机物或者无机物所组成的，所以，我们人体的骨头才会越变越硬嘛！但是，每个人骨骼的硬度都不相同哦，这和人的年龄有很大的关系，另外还有一个原因就是骨质类的有机物和无机物的组成比例不同，有的人体内有机物多，而有的人体内又是无机物多。因此，就会出现这样参差不齐的情况。

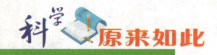

那么，骨骼的功能又是一些什么呢？

骨骼的功能可是很多呢，嘿嘿，那么，它们的具体功能又是一些什么呢？请慢慢往下看。

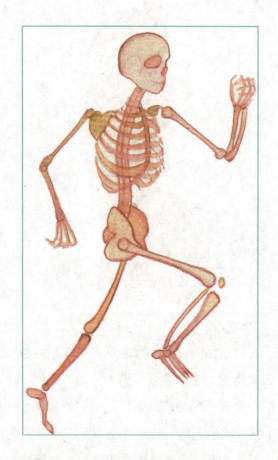

第一个功能：保护功能。骨骼能保护我们身体的内部器官，比如，颅骨会保护我们的脑袋，肋骨则会保护我们的胸腔。

第二个功能：支持功能。我们之所以会存在，最大的原因是骨骼构成了我们的骨架，从而维持我们的身体，以便我们的身体做各种各样的姿势。

第三个功能：造血功能。骨骼有造血的功能，主要在关节部分，这些造出来的血会制造出很多各种各样的血球，这些血球会维持我们身体的供血运用。

第四个功能：贮存功能。骨骼就像一个宝库一样，它能贮存很多各种各样的矿物质，比如钙和磷，这两种物质都是我们的身体不可或缺的。

第五个功能：运动功能。我们之所以能够自由自在地行走和跑步以及做其他一些运动，这些和我们的骨骼有很大的关系。当然，那并不是骨骼一个人的功劳，还需要骨骼肌、肌腱、韧带和关节一起配合。

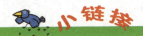

小链接

骨骼有什么样的形态？

我们骨骼的形态可不单一呢，有很多各种各样的骨骼，比如长骨、短骨、扁平骨以及不规则骨和种子骨，等等。

长骨就是那种很长很长的骨头，它的长度比其自身的宽度大多了。我们的四肢主要都是由长骨来组成的。可以说，长骨是我们身体骨骼比较重要的一部分，没有它们，我们的身体根本就不可以立起来。

短骨和种子骨和长骨就不一样了，短骨是立方状的，某些部分比较薄弱，而它的中间部分又是海绵类的骨骼。种子骨是包含在我们肌肉里面的骨头，其主要功能是使我们的肌肉脱离我们的关节，从而让我们的肌肉有条件自由活动，以提高肌肉的收缩能力。短骨和种子骨是构成我们的腕关节和踝关节最重要的一种骨质。

扁平骨就是那种薄而弯曲的骨头，这种骨头的两面是致密骨，在致密骨之间还加着一层海绵骨。我们的头骨和胸骨就是扁平骨形成的哦。

最后的不规则骨就是那种形状很乱，比较复杂的骨骼，这种骨骼的种类比较多，主要是由一层非常薄的致密骨包裹着海绵骨而形成的。

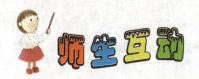

师生互动

学生：我们需要怎样保护骨骼呢？

老师：骨的形态可因生活条件、习惯、劳动性质及是否发生某些疾病而发生一定改变。在儿童和青少年时期，要根据年龄、性别和健康状况，进行适宜的体育锻炼，注意保持正确的坐、立、行的姿势，这样可以促进骨骼良好发育。

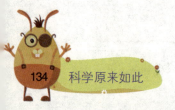

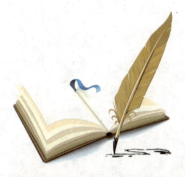

男孩和女孩的区别

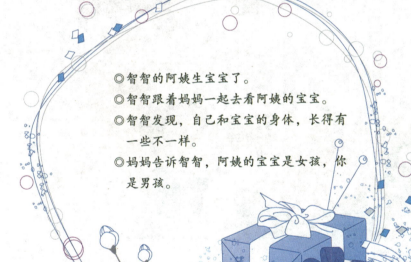

◎智智的阿姨生宝宝了。

◎智智跟着妈妈一起去看阿姨的宝宝。

◎智智发现，自己和宝宝的身体，长得有
　一些不一样。

◎妈妈告诉智智，阿姨的宝宝是女孩，你
　是男孩。

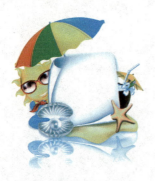

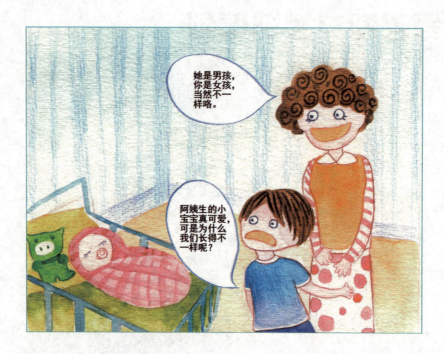

男孩子是什么样子的啊?

男孩子和女孩子在小的时候，仅仅看面孔有的时候是很难区别的，尤其是还是幼儿的阶段。这个时候我们就通过检查性征来知道孩子的性别。

kepaderentimima

在小的时候，我们通过第一性征来区分男女。男孩子最明显的就是有阴茎和睾丸，就是我们平时所说的小鸡鸡和蛋蛋了。除此之外，身体内部男孩子也有着特殊的器官，包括附睾、输精管、前列腺等。

等到了12岁以后，男孩子会发现自己的身体开始悄悄发生变化，除了身高开始明显生长以外，睾丸和阴茎也开始变大变长，下面开始长出毛毛，还会出现遗精现象。骨骼会渐渐变得更加有棱角，肌肉力量也开始变大。喉咙的位置长出一块会动的骨头叫做喉结。声音也开始变得低沉。慢慢的，嘴唇附近开始长出细密的绒毛。这个时候，从外观上面就很容易辨别男女。总的来说，我们变得越来越像大人了，要从一个男孩子变成男人了。

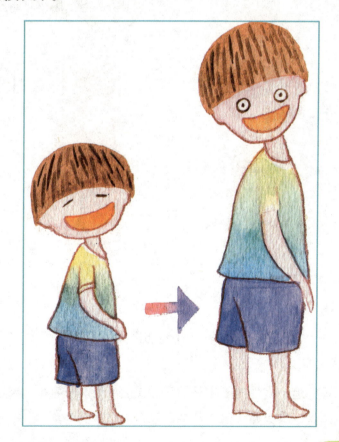

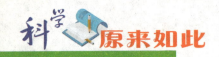

女孩子和男孩子有什么不一样？

女孩子最初发现和男孩的差别大概就是，为什么他们可以站着撒尿我们却不可以呢？那是因为，女孩子与男孩子的身体结构是不一样的。

女孩没有明显暴露在外面的生殖器官，而是藏在外阴里面。女孩的肚子里有子宫，输卵管和可以生成卵子的卵巢，子宫与外界通过阴道连接。

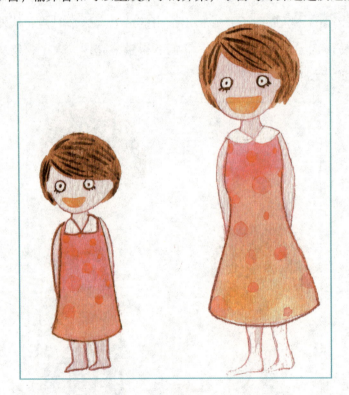

有的一个生理现象：月经。月经初潮是女性生理发育基本成熟的表现。

我们都知道，女性的子宫是孕育后代的场所。子宫的内壁有一层厚厚的膜，叫做子宫内膜。每个月子宫都在为怀孕做着准备。一个周期开始的时候，子宫内膜开始生长变厚，但是由于并没有怀孕，子宫内膜就会脱落下来，直到下一个周期再长出新的。这个脱落的过程就是月经。出现月经来潮要保持乐观和镇定，这是正常的生理现象。其次要注意卫生和保暖，增加营养。在最开始的时候，月经可能不会很规律，这都是正常的。

为什么女孩子和男孩子是不一样的呢？

女孩和男孩在身体上有了这么多的差别，到底是因为什么呢？这得从我们诞生之前说起。

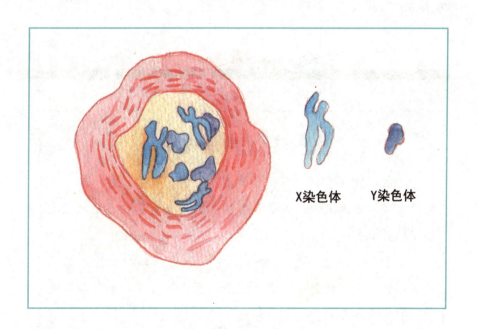

X染色体　　　Y染色体

1879 年，德国的一位生物学家发现了人体细胞的细胞核里面，有一种丝状和粒状的物质，之后命名它为染色体。染色体是由非常微小的 DNA 和蛋白质组成的，DNA 是脱氧核糖核酸，在电视里我们经常可以看到它代表性的双螺旋结构。随着时间和科技的发展，人们渐渐发现，染色体携带了很多的遗传基因，这些遗传基因不仅控制了我们皮肤的颜色，也决定了我们的性别。

科学家发现我们人体内，共有23对染色体，其中22对男性和女性都一样，叫常染色体，只有一对染色体，在男性和女性体内是不同的，我们叫他们为性染色体。我们的爸爸和所有的男人，携带的染色体为XY，而我们的妈妈携带的为XX。在怀孕的时候，妈妈的卵子里面携带着单一的X的染色体，而爸爸的精子分为了两种，一种带着X染色体，一种带着Y染色体。如果是X染色体的精子先与卵子结合，生出来的孩子就会是女孩，要是Y染色体的精子跑在了前面，生出来的孩子就是男孩了。

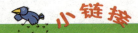

小链接

小孩是从哪里来的

小的时候问爸爸妈妈我们是哪里来的，他们经常会告诉我们说，我们是抱来的或者是捡来的。这可不是真的，是他们在和我们开玩笑哦。

我们长大一些之后都知道，我们是从妈妈的肚子里面来的。不过，这个肚子可不是我们平时所说的肚子，而是只有女性才有的为了繁育后代而存在的特殊的"肚子"——子宫。我们每一个人，都是由一颗受精卵在子宫里面慢慢发育长大的。这样想起来会觉得很神奇吧，我们是怎样从一个细胞变成现在这样活蹦乱跳的娃娃的呢？

受精卵的第一周，还是一个细胞团。在子宫增厚的内膜上着床之后，这些细胞开始分化为两个部分，一个部分演变成我们的身体，另一部分演变成羊膜、胎盘和脐带。这之后，这个叫做胚胎的细胞团继续高效的分裂和分化，到第三个月的时候，我们的各个器官就已经有了雏形，身体也有了大致的模样。在这之后，我们的细胞主要就是数量上在变化了。我们在妈妈的肚子里会待九个月多一点的时间，直到我们的身体为来到这个世界做好了充分的准备。

怀孕和生产是非常辛苦的，尤其是生产的过程会非常的疼痛。这也是我们的妈妈最伟大的地方——给予我们生命。

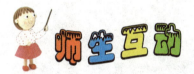

师生互动

学生：男孩和女孩还有什么区别？

老师：其实男孩和女孩在生理上面的区别并不对我们的成长有什么太多的影响。有家长会说男孩子比女孩子聪明或者女孩子比男孩子听话，这都没有科学依据，我们在学习和生活中不需要在意这些事情。男孩和女孩就性别上来说没有优劣之分。不过，男生在体力上的确会比女生要有优势，所以在参加劳动的时候，男生要多体现一下绅士风度多干一点才对。

到了青春期之后，男生和女生都会变得和以前有一些不一样，这个时候要正确面对自己的情绪，如果有什么疑问及时和家长或者老师沟通和交流。

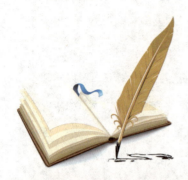

人体的信息网——神经

◎ 老师告诉智智，大脑是人体的司令部。

◎ 智智好奇地问老师，那么大脑的指令是怎么传达给我们的身体的呢？是不是我们身体里也有很多电路啊？

◎ 老师说，智智很聪明啊，我们身体里面有很多跟电路一样的结构，也有很多其他的结构，他们共同组成了我们的神经系统。

◎ 智智说，这个神经是我们平时说的神经病的神经吗？

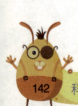

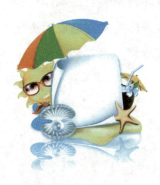

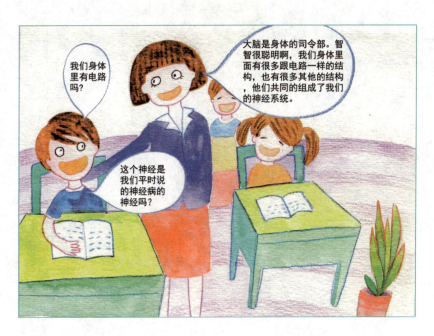

什么是神经系统？

从小我们就经常听到有人说神经这个东西，而它给我们的感觉就像身体里的一条曲线。但事实并不是这样的。身体的神经系统构成则是由脑脑、脊髓、脑神经、脊神经、和植物性神经，以及各种神经节。你

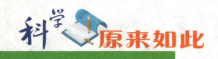

看，它比我们想象的庞大吧？它同时在我们的身体内还起着协调体内各器官、各系统的活动，好使神经系统能与我们的身体内的器官成为更完整的一体，与身体的其他器官一起来应对外界环境发生相互的作用。

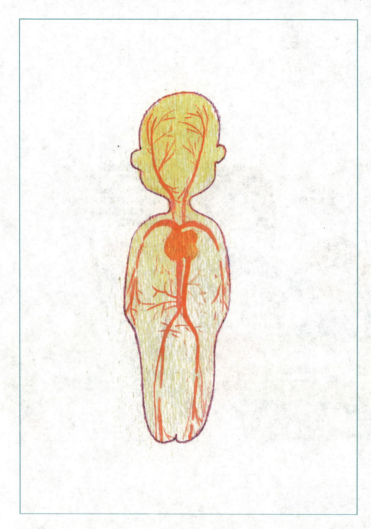

　　我们身体的神经系统还可以分为两大部分：中枢神经系统和周围神经系统。其中在我们身体中的中枢神经系统还包括脑和脊髓。而另外一个周围神经系统则包括神经、脊神经和植物神经。在这里要提到一个非常有意思的神经系统，那就是植物神经。植物神经还可以叫做内脏神经，通过名字我们可以大约知道内脏神经分布于内脏、心血管和腺体。我们每天必须的心跳和呼吸还有身体的消化活动都是受它所调节的。植物神经又可以分类，它可以分为：交感神经和副交感神经，在这两个神经系统中他们有着相互抵抗又相互协调的关系，而正是这种关系可以使这两个系统配合得非常默契，就像一个整体，从而使我们身体中的内脏在活动中，能够很好地适应身体与外界的环境。

复杂的神经系统

我们全身都有神经系统，而神经系统对我们的身体来讲好像只是传递和处理信息的结构，不过不要小看神经系统，它的复杂性在我们人体中可是当数第一的。

虽然我们现在的社会发展飞速，但人工智能的发展还是处于初级的阶段，想想看，这样复杂的系统还有什么可以与它相比呢？通过之前的学习我们已经了解了神经系统是由中枢部分及其外周部分所组成的。而各个系统之间又以脑神经为中心，它们分工明细并且相互协助，好为我们的身体实现功能。

提到神经系统我们不得不再说另外一个组成结构，它是组成结构中最小的一个，叫做神经元。神经元虽然是最小的，不过它却是我们身体神经系统的结构和功能单位。我们对细胞都不陌生，而神经元就是我们身体生理层次的物质，它是一种特殊细胞，我们可以把它叫做神经细胞。神经细胞还可以再分类，分别为轴突树突。神经元的突起也有长有短，而较长的神经元的突起会被髓鞘和神经膜包裹起来，而这时神经纤维形成了，神经纤维像一张网纵横交错，神经纤维还起着构成神经元网络的必要条件，当我们的身体需要采集信息与发送功能的时候都是神经

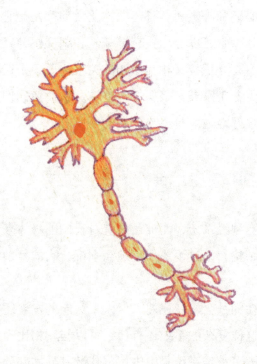

纤维在我们的身体里起的作用；我们身体需要信息存储与单元处理的时候则是由神经细胞体来完成的；神经细胞体在我们的体内对信息进行初步的处理，接着再通过神经纤维按我们身体需要的层次传递，一直通到我们的脑神经，再做最后的总处理，等处理完成后，再把处理的结果返

回给神经元，当完成这一系列的工作时，最后再通过人体的效应器或者腺体来进行执行，最终使身体产生了生理反应。我们身体中神经纤维内部，当它来传输庞大的信息时，一般采用的方式都是生物电脉冲的方式，身体中的各个神经元神经纤维是被其他的物质隔开的，它们并非是直接相连接在一起的。

当两个相邻的神经纤维之间被生物电电到时，则会转变成一种化学信号，而这种信号再通过物质这种载体来进行过渡，使之再转化成电信号。所以，我们身体中的神经不仅仅是脑神经、脊髓神经、植物神经等不同的神经，它们转化还需要化学的介质。

神经系统有什么作用？

我们的身体有主要由消化系统、呼吸系统、血液循环系统、生殖系统、泌尿系统、神经系统、免疫系统、内分泌系统组成。其中神经系统比其他各个系统都要复杂和重要。我们身体的脏器各个系统的功能以及人体的生理、身体运动等等都不能单独行动的。它们需要在神经系统的协调和分配下，相互之间产生联系，将信号通过神经系统传送给对方，从而促使身体形成一个整体，通过各方的合作共同来实现和保障我们身体的正常活动。

日常生活中，我们身边的环境在不断地变化，周边环境的变化会影响到我们人体的生理功能，比如天热了，我们就要多出汗，出汗多了就会口渴需要喝水，等等。其实这一系列的生理活动都是在神经系统不断地对我们身体的其他系统的调节，让我们更能适合环境的变化。从这里我们可以看到神经系统在我们身体的活动中占据着主导地位，随着人们对自身潜力的不断开发，神经系统也进化得非常庞大，尤其大脑皮层不仅进化成为调节控制人体活动的最高中枢，而且进化成为能进行思维活

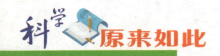

动的器官。

　　我们身体的神经系统有着明确的分工。人体一共有 12 对脑神经。通过这 12 对脑神经支配头部和面部的感觉器官及活动。我们通过耳朵听到声音，眼睛看到实物，通过鼻子嗅到花香，用嘴巴说话，以及面部表现出的喜怒哀乐等都是通过这 12 对脑神经来完成的。脊神经共有 31 对，其中包括颈神经 8 对，胸骶神经 5 对，神经 12 对，腰神经 5 对，尾神经 1 对。

　　脊神经由脊髓发出，主要支配我们的四肢的运动身体的感觉以及反射。脑是按对侧支配的原则来发挥功能的，此外，左、右侧脑还有各自侧重的分工。如左脑主要负责语言和逻辑思维，右脑负责艺术思维，等等。

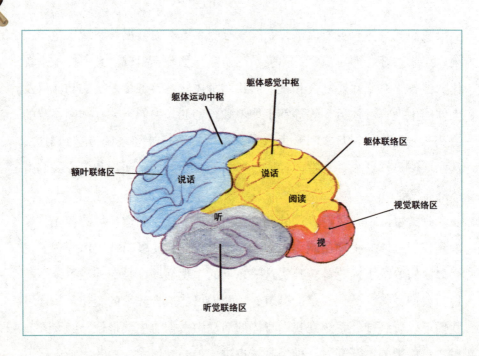

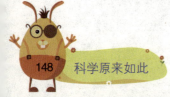

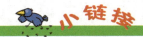

小链接

神经系统是怎么工作的？

我们的手都有被扎到的时候，可是我们能感觉到被扎的地方很疼，而神经系统就是这个时候在我们的身体内开始起作用了。

神经系统在我们身体功能活动的时候十分的复杂，不过，它的活动方式大部分都是反射的。而反射则是当身体的神经系统内和我们所处的外部环境的某些刺激所做出的反应。当我们的身体做出反射活动时，一般都是反射弧的形态。

反射弧在我们身体构成时的组成则是：感受器→传入神经→神经中枢→传出神经→效应器。

反射弧在工作时，如果当中任何一个地方遇到了阻碍，反射这个活动要么减弱要么消失。所以完成反射这一工作时，必须是一路畅通的，而且不可少任何一个环节。在一些反射活动中脊髓可以完成一些最基本的反射活动。而神经系统还有着调节的功能，并且还有着控制其他各个系统的共功能活动。好让我们身体的机体变得完整，更好的统一。当我们的身体受到了外界环境的影响时，神经系统则会通过调整机体功能活动来应对这些变化，使我们的机体可以与外界所受到的影响达到平衡。我们人类一直在不断地发展与进化，神经系统也不例外，特别是我们的大脑皮质更是得到了高度的发展，而使我们有了语言和思维。

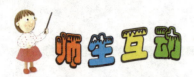

师生互动

　　学生：听说有一种叫做神经衰弱的疾病，这是怎么一回事啊？

　　老师：大脑长期处于紧张和压力的状态下，从而产生精神活动能力变弱，叫做神经衰弱。它的表现是精神容易兴奋而脑力容易疲劳，睡眠障碍，记忆力下降，头昏头痛等各种症状。生病的过程中时轻时重。神经类疾病通常和情绪和心理有关，大多数病人是16～40岁的脑力劳动者。

　　很多人认为神经系统看不到，不需要特别爱护，其实不然。我们需要保护它。第一，我们要对自己有客观的认识，避免从事不适合自己的体力和精神活动。第二我们要保持乐观心态。第三，要善于自我调节，做到劳逸结合。如果自己无法调节，那么可以求助医生。

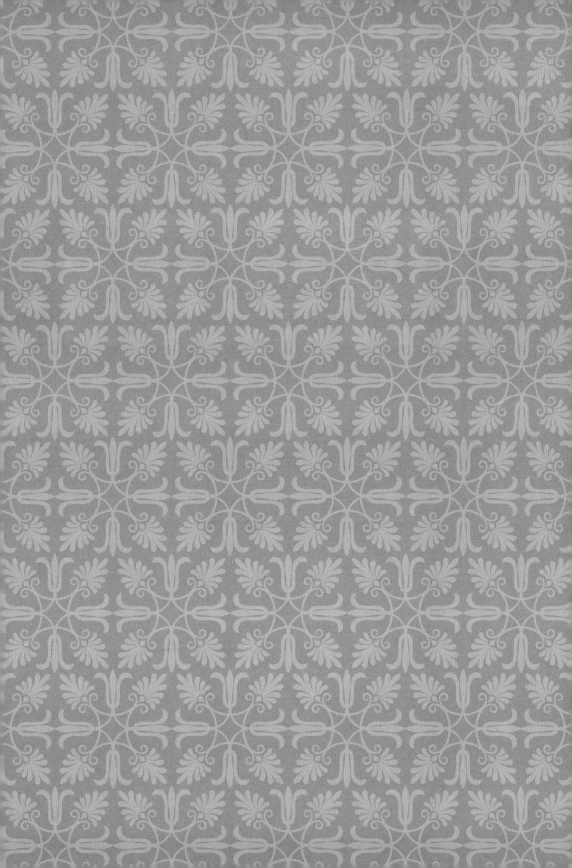

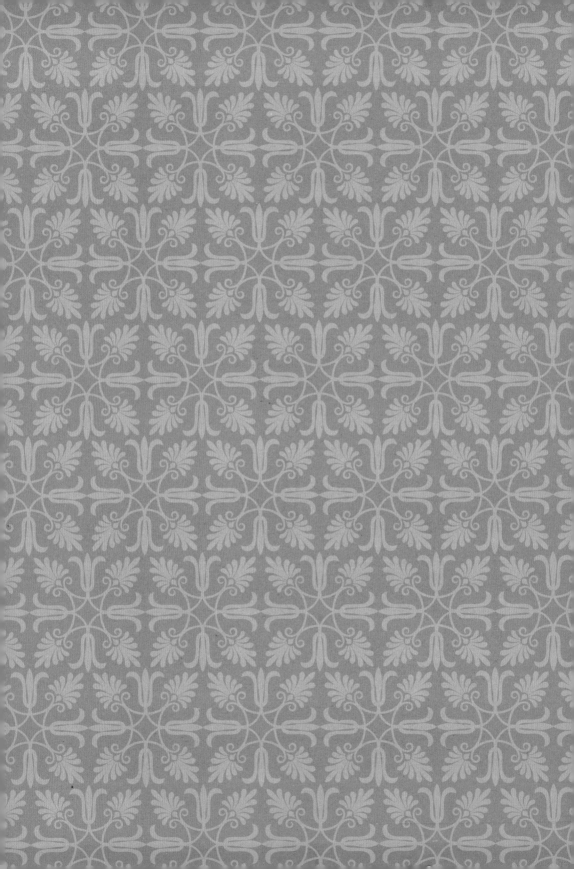